MIRIAM SCHAUFLER

Ernährungsratgeber Demenz

Gedächtnisverlust vorbeugen und verlangsamen
Alles was Sie wissen müssen

Rezepte von Walter A. Drössler

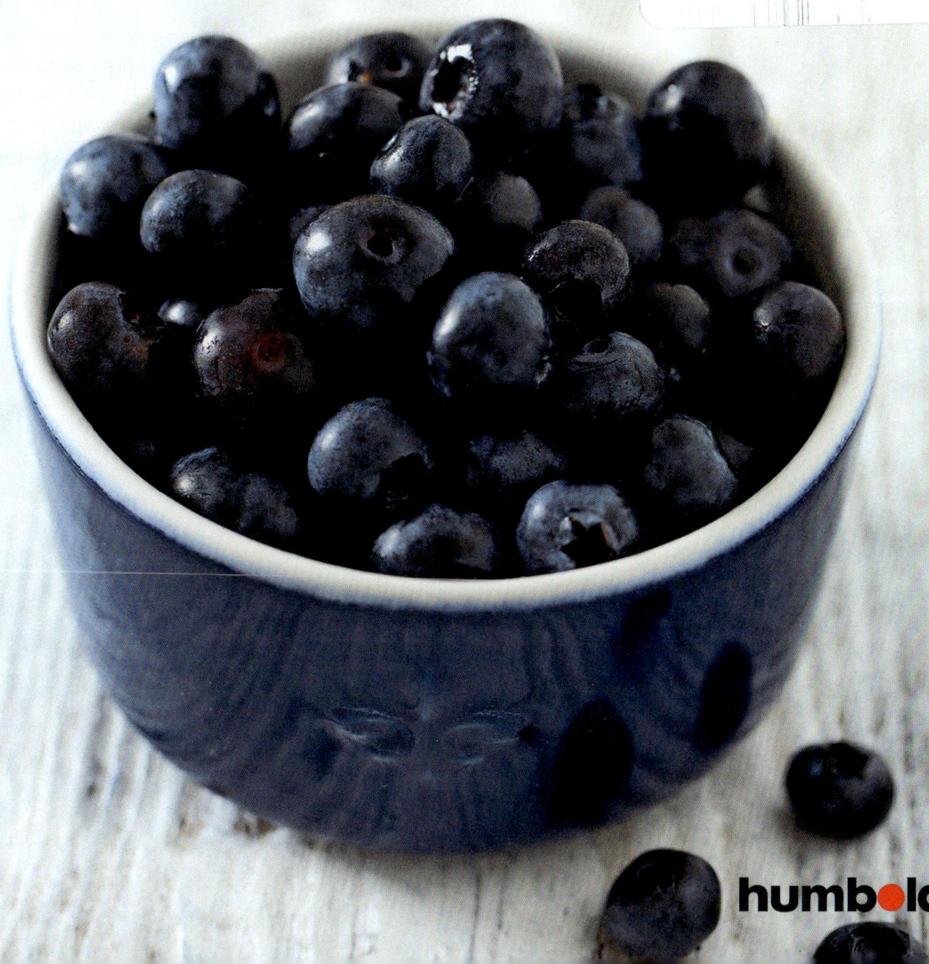

humboldt

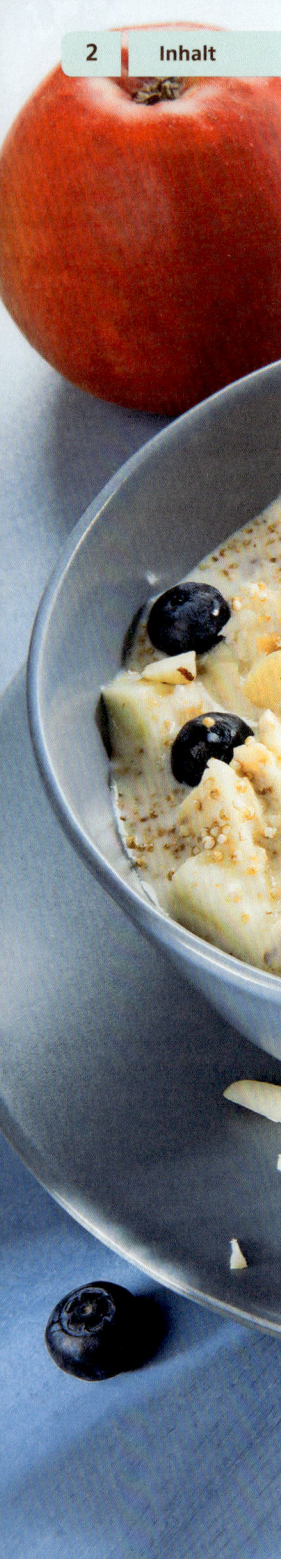

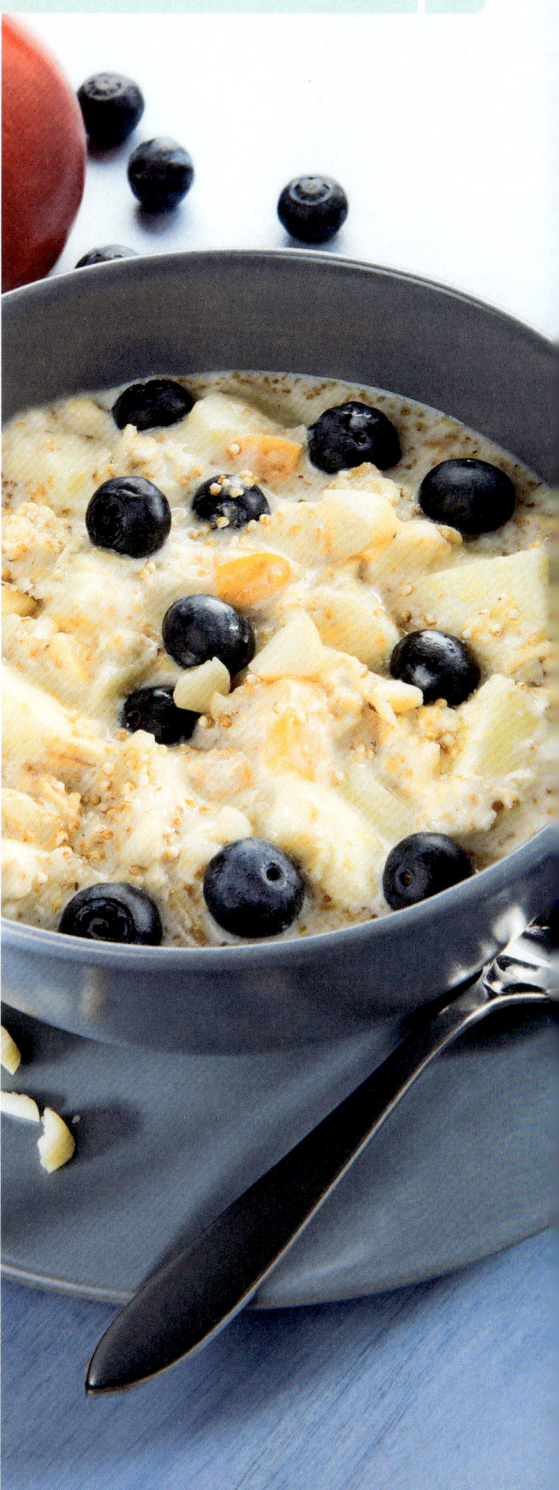

VORWORT

Liebe Leserin, lieber Leser,

was hat Essen mit Demenz zu tun? Sehr viel sogar, so viel verraten wir Ihnen jetzt schon. Unsere Nahrung ist unser Lebenselixier, unsere Medizin. Die Nährstoffe aus der Nahrung benötigt der Körper wie ein Auto sein Benzin. Mit dem falschen Benzin geht das Fahrzeug irgendwann kaputt.

So ist es mit unserem Körper auch. Unser Körper hält sehr viel aus, aber wenn wir nicht auf unsere Bedürfnisse achten, entstehen Schritt für Schritt diverse Krankheiten, still, heimlich, schleichend, und irgendwann ist es dann zu spät. Das ist das, was schon Hippokrates mit dem genannten Zitat sagen will: Wir werden meistens nicht einfach so krank, Krankheiten entwickeln sich vielmehr schleichend durch unsere oft falsche Lebensweise.

Für ein langes, vitales und vor allem gesundes Leben benötigen wir die richtigen Nährstoffe. Und für eine gesunde Lebensweise müssen wir den Menschen ganzheitlich betrachten, nicht nur medizinisch. Unsere Psyche, unser Lebensstil, unser Umfeld, alles spielt eine Rolle. Und wie eng Ernährung und Psyche miteinander verknüpft sind, erlebe ich im Laufe meiner nun 12-jährigen Laufbahn als Ernährungstherapeutin nahezu täglich.

Derzeit leiden ungefähr 40 Prozent der über 85-Jährigen an Demenz. Seit Jahren scheint sich abzuzeichnen, dass bei einer alternden Gesellschaft Demenz bald die Volkskrankheit Nummer 1 sein wird. In der Regel wird die stetig steigende Zahl der Demenzerkrankungen damit begründet, dass unsere Lebenserwartung immer höher wird und es immer mehr ältere Menschen gibt. Doch so plausibel diese Erklärung auch ist, so verkürzt ist sie. Denn inzwischen gehen viele Wissenschaftler davon aus, dass es andere Veränderungen in unserem Leben sind, auf die

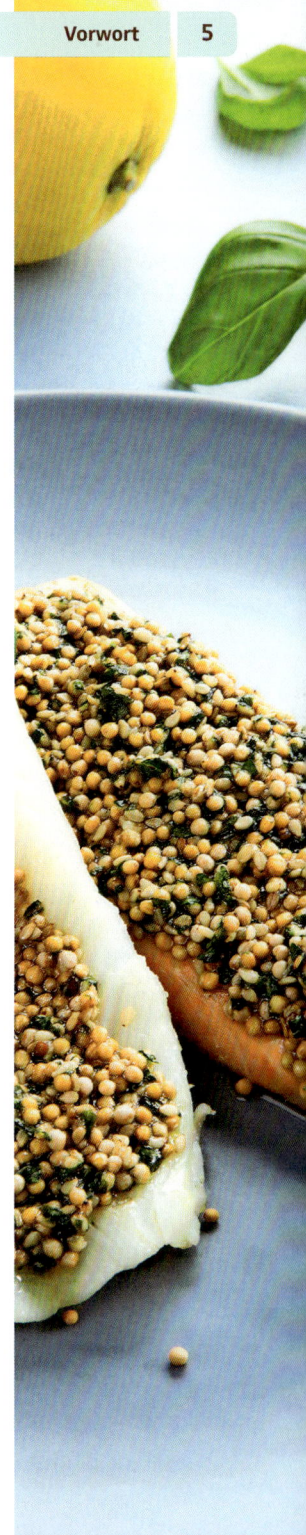

sich die gestiegene Anzahl von Demenzen zurückführen lassen: Laut aktuellen Angaben von Forschern der Universität Leipzig sind für rund 30 Prozent der aktuellen Demenz-Alzheimer-Erkrankungen verschiedenste Lebensstilfaktoren verantwortlich.

Was also können wir selbst dazu beitragen, um die Wahrscheinlichkeit zu reduzieren, an Alzheimer zu erkranken? Der vorliegende Ernährungsratgeber soll Ihnen zeigen, welchen enormen Stellenwert unsere Nahrung und unser Lebensstil bezüglich eines Demenzrisikos haben. Darüber hinaus finden Sie Informationen über bekannte Risikofaktoren sowie zahlreiche Möglichkeiten, um diese zu minimieren oder gar ganz auszuschließen. Niemand kann Ihnen heute die Garantie dafür geben, gesund und geistig fit über 100 Jahre alt zu werden, aber Sie können das Bewusstsein für sich selbst und Ihren eigenen Körper neu entwickeln, sich für Gesundheitsthemen und Ihren Körper sensibilisieren, um dann bewusst eigene Entscheidungen zu treffen. Und das ist es, was wir mit diesem Ratgeber erreichen möchten: einerseits ein Gesamtpaket, an dem Sie sich orientieren können, schmackhaft untermauert mit zahlreichen gesunden, gehirnschützenden Rezepten für jeden Tag, und andererseits die Entwicklung eines neuen Bewusstseins für sich selbst, Ihren Körper und Ihre persönlichen Bedürfnisse!

Wir wünschen Ihnen ein langes und vor allem gesundes sowie geistig und körperlich aktives Leben!

Ihre Miriam Schaufler
Ihr Walter A. Drössler

„Krankheiten überfallen den Menschen nicht wie ein Blitz aus heiterem Himmel, sondern sind die Folgen fortgesetzter Fehler wider die Natur." (Hippokrates)

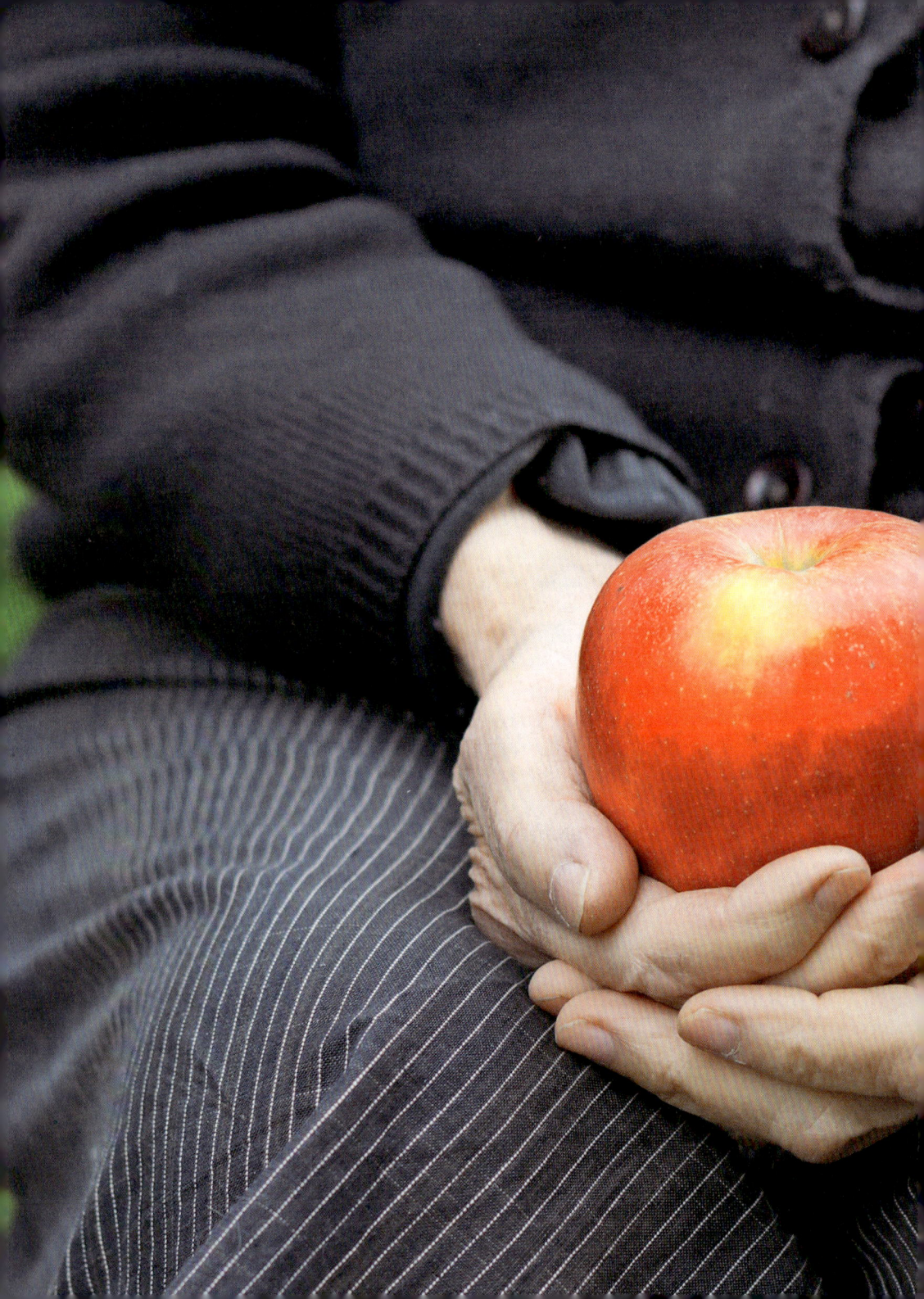

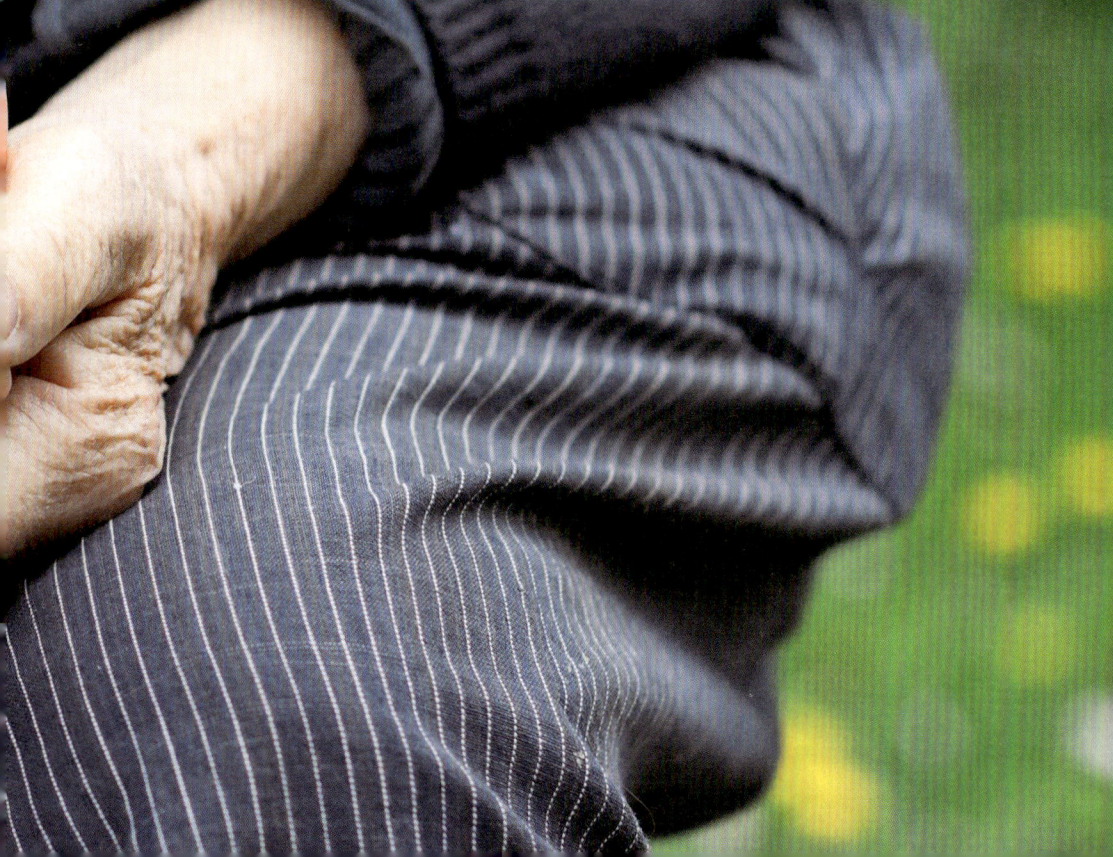

DEMENZ – DAS SOLLTEN SIE WISSEN

Eine Demenz ist eine ernst zu nehmende Erkrankung. In den folgenden Kapiteln lesen Sie, was bei Demenz im Gehirn passiert, welche verschiedenen Formen es gibt und wie man eine Demenz erkennt. Darüber hinaus erfahren Sie Wissenswertes über vermeidbare Risikofaktoren und zahlreiche Möglichkeiten, einer Erkrankung vorzubeugen.

Was ist eine Demenzerkrankung?

Jeder weiß, dass Demenz etwas mit Vergesslichkeit zu tun hat. „Alzheimer" ist ein häufiges Schlagwort, das Angst macht. Manche Menschen machen sich schon Sorgen, wenn sie ihren Schlüssel verlegt haben oder einen Termin vergessen, doch dies ist noch lange kein Grund zur Besorgnis. Denn es gibt sie, die ganz normale Vergesslichkeit. Der eine ist vergesslicher als der andere. Wer sich schon immer schlecht Namen merken konnte, ist nicht gleich krank.

Dies ist also kein Grund zur Beunruhigung. Bedenklich wird es, wenn die Vergesslichkeit stärker wird und Ausmaße annimmt, die das normale Alltagsleben beeinträchtigen. Sprich, wenn über einen längeren Zeitraum (mindestens über sechs Monate hinweg) Kurzzeitgedächtnis, Konzentration und Orientierung gestört sind: Das sollte genau beobachtet und ein Arzt zurate gezogen werden.

Diesen Anzeichen muss nicht zwingend eine Demenzerkrankung zugrunde liegen, auch Burn-out, Stress, eine Schilddrüsenunterfunktion oder ein erhöhter Hirndruck können Ursache sein. In jedem Falle ist eine medizinische Abklärung wichtig, um die richtige therapeutische Unterstützung zu erhalten.

Auf den folgenden Seiten möchte ich Ihnen die verschiedenen Arten der Demenzerkrankungen – es gibt nämlich nicht nur „die eine Demenz" – erläutern und Ihnen Informationen zu deren Ursachen, Verlauf und Auswirkungen geben.

> **!**
>
> Bedenklich wird es, wenn über mindestens sechs Monate hinweg Kurzzeitgedächtnis, Konzentration und Orientierung gestört sind.

Was geschieht bei Demenz im Gehirn?

Das Demenzsyndrom zählt zum wichtigsten Typ des sogenannten chronisch hirnorganischen Psychosyndroms. Das bedeutet, dass es sich um eine chronische Erkrankung des Gehirns handelt, bei der gewisse Bereiche des Gehirns ihre Funktionen nach und nach einbüßen. Generell umfasst der Begriff also Erkrankungen, bei denen vorher erworbene intellektuelle Fähigkeiten verloren gehen. Anders ausgedrückt handelt es sich um den Verlust der geistigen Leistungsfähigkeit. Wörtlich übersetzt heißt Demenz daher auch „ohne Geist" bzw. „weg vom Geist".

Eine Demenz entsteht, wenn ausgedehnte Abschnitte im Gehirn, die für kognitive Funktionen, Verhalten oder Persönlichkeit zuständig sind, durch Krankheiten beschädigt werden. Kognitiv bedeutet „das Wahrnehmen, Denken, Erkennen betreffend". Unter kognitiven Fähigkeiten versteht man z. B. die Erinnerung, das Problemlösen, die Kreativität oder die Orientierung.

> **!**
>
> Unter kognitiven Fähigkeiten versteht man z. B. Erinnerung, Problemlösen, Kreativität und Orientierung.

In der Regel lassen sich im Gehirn zwei Arten von Veränderungen beobachten: einerseits das Absterben von Nervenzellen, andererseits die Störung der Kommunikation zwischen den Nervenzellen, d. h. es werden wichtige Nervenverbindungen zwischen verschiedenen Abschnitten unterbrochen. Ist der Verlust der Nervenzellen sehr hoch, so lässt sich dies sogar durch eine Schrumpfung von Hirngewebe in der entsprechenden Region des Gehirns nachweisen. Schadhaften Veränderungen, die in der Regel immer in der Zerstörung von Nervenzellen enden, sind:

- Eiweißablagerungen: Beta-Amyloid-Ablagerungen außerhalb der Zelle, Ablagerungen von Tau-Proteinen und Phospho-Tau-Proteinen innerhalb der Zelle – sogenannte Plaques.
- zahlreiche Entzündungsprozesse an den Nervenzellen, den Synapsen (Verbindungen zweier Nervenzellen) und dem synaptischen Spalt (Verbindungsstelle zwischen zwei Nervenzellen).
- eine durchlässige Blut-Hirn-Schranke: Die Blut-Hirn-Schranke ist eine immunologische Sperre, die das Gehirn vor Krankheitserregern, Giftstoffen und Botenstoffen schützt. Entscheidend für die Funktion der Blut-Hirn-Schranke sind die sogenannten Tight-junction-Proteine, die diese Barriere bilden

und in den Blutgefäßen im Gehirn für eine besonders hohe Abdichtung sorgen. Verlieren diese Proteine ihren Zusammenhalt, so wird die Blut-Hirn-Schranke durchlässiger und kann das Eindringen von Schadstoffen nicht mehr wirksam unterbinden. Bei Demenz wird diese Schranke oft durchlässig und es können die falschen Stoffe ins Gehirn gelangen. Folglich kommt es beispielsweise zu einem Zustand der permanenten Überregung durch zu viel Glutamat im Gehirn. Dazu später mehr.

Entzündungsprozesse an der Verbindungsstelle zweier Nervenzellen können zu Veränderungen im Gehirn führen.

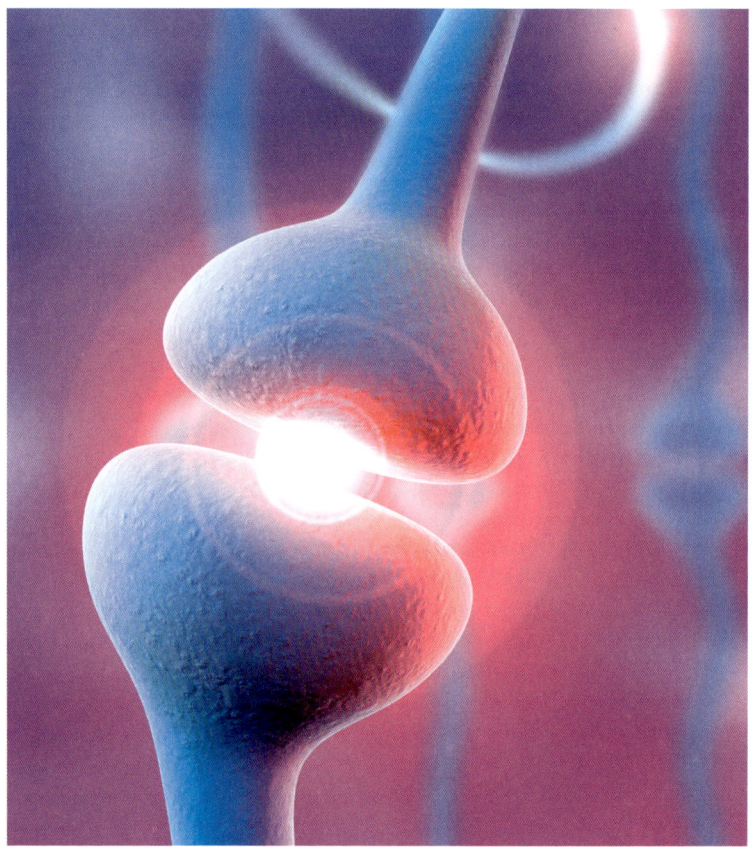

Symptome einer Demenzerkrankung

Charakteristisch ist also eine objektiv nachweisbare erworbene Beeinträchtigung des Gedächtnisses, die sich auf die beruflichen Leistungen, die soziale Anpassung und das Alltagsverhalten auswirkt. Vor allem die Lernfähigkeit für neue Informationen sowie das Abrufen von früheren Erinnerungen sind stark eingeschränkt. Damit kommt es nach und nach zu immer größeren räumlichen wie auch zeitlichen Orientierungsstörungen. Ist diese räumliche Orientierungsstörung sehr weit vorangeschritten, laufen manche Patienten Gefahr, sich selbst in vertrauter Umgebung zu verirren. Auch das abstrakte Denken, Fähigkeiten zum Verallgemeinern, Lösen von Problemen oder auch die logische Begründung von Sachverhalten kann gestört sein. Demenzpatienten verlernen mit fortlaufender Erkrankung immer mehr ihre Kritik- und Urteilsfähigkeit.

Weitere Symptome sind zum Teil paranoide Einbildungen, aber auch neurophysiologische Störungen wie Wortfindungsstörungen, oder das Nichterkennen von Gegenständen oder Personen. In weit vorangeschrittenem Stadium vergessen die Patienten die Namen ihrer Angehörigen, ihren Beruf, sogar ihren eigenen Namen. Insgesamt verändert sich also die gesamte Persönlichkeit der Person, deren Verhalten und Benehmen. Selbstständigkeit ist in einer bestimmten Phase nicht mehr möglich, so dass die Patienten auf Betreuung angewiesen sind.

> **!**
>
> Demenzpatienten verlernen mit fortlaufender Erkrankung immer mehr ihre Kritik- und Urteilsfähigkeit.

Unterschiedliche Demenzformen

Mit dem Oberbegriff Demenz fasst man also sämtliche Krankheitsbilder zusammen, die mit dem Verlust geistiger Fähigkeiten einhergehen. Allerdings gibt es viele verschiedene Demenzformen, die wir unterscheiden müssen.

Demenzen können verschiedene Ursachen haben, manche Formen sind fortschreitend, andere konstant und weitere sind sogar reversibel, also heilbar. Je nachdem, welcher Teil des Hirns geschädigt wird, zeigt sich die Demenzerkrankung in einer anderen Form. Wichtig dabei ist: Geschädigte Teile im Gehirn können nicht repariert werden. Was kaputt ist, ist kaputt.

Allgemein unterscheidet man primäre und sekundäre Demenzformen.

Gehirn mit den verschiedenen Abschnitten und Funktionen der Hirnrinde.

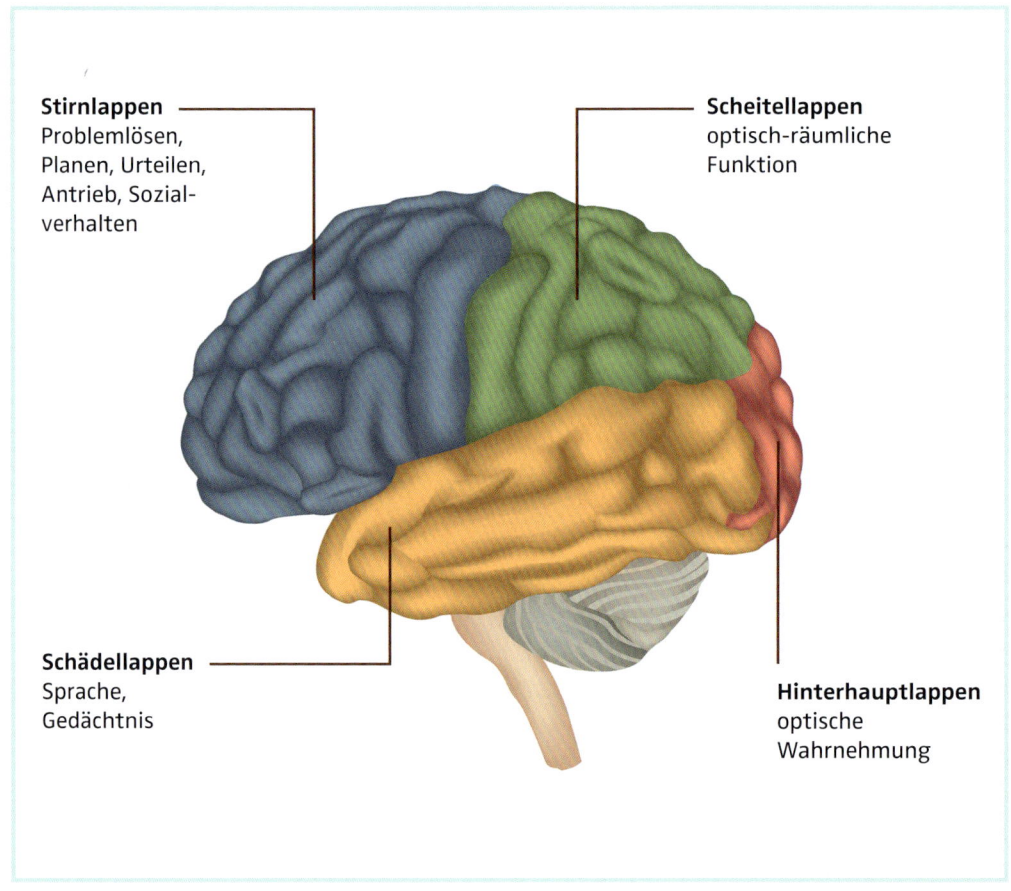

Stirnlappen
Problemlösen, Planen, Urteilen, Antrieb, Sozialverhalten

Scheitellappen
optisch-räumliche Funktion

Schädellappen
Sprache, Gedächtnis

Hinterhauptlappen
optische Wahrnehmung

Primäre Demenz

Primäre Demenzen sind solche, bei denen der Krankheitsprozess direkt im Gehirn beginnt und dort neurodegenerative Veränderungen stattfinden. Das bedeutet, dass nach und nach Nervenzellen in bestimmten Hirnregionen absterben. Diese Demenzformen sind in der Regel nicht heilbar.

Ungefähr 80 bis 90 Prozent aller Demenzen sind primäre Demenzen. Dazu gehören die Alzheimer-Demenz, die Lewy-Body-Demenz oder die Frontotemporale Demenz (FTD, auch Morbus Pick genannt).

Alzheimer-Demenz: Die bekannteste Form einer Demenzerkrankung ist die Alzheimersche Krankheit. Mit 60 bis 70 Prozent ist sie auch die häufigste Ursache für eine Demenzerkrankung. Benannt wurde sie nach dem deutschen Nervenarzt Alois Alzheimer, der sie 1906 das erste Mal wissenschaftlich beschrieben hat.

Das Krankheitsbild ergibt sich aus einer Störung des Gleichgewichts von Botenstoffen im menschlichen Gehirn. Insbesondere der Botenstoff Glutamat ist hier in seiner Konzentration stark verändert, so dass durch dieses Ungleichgewicht immer mehr Nervenzellen im Gehirn absterben. Glutamat ist für die schnelle Signalübertragung zwischen den einzelnen Nervenzellen verantwortlich. Erreicht das Glutamat eine Nervenzelle, löst es dort eine Aktivierung aus, und die Signale werden übertragen.

Nach getaner Arbeit muss das Glutamat jedoch wieder vom synaptischen Spalt entfernt werden. Es wird dann von anderen Zellen wie ein Staubsauger entfernt. Ist die Glutamatkonzentration im synaptischen Spalt ständig erhöht, kann es zu Störungen kommen: Die Nervenzellen sind der ständigen Aktivierung (Reizüberflutung) nicht mehr gewachsen und sterben ab.

In der Regel sind die Regionen betroffen, die für Erinnerungsvermögen, Orientierung, Handlungsplanung, Emotion, Geruch und Gedächtnis sehr wichtig sind. Charakteristisch sind ein ganz

! Primäre Demenzformen sind in der Regel nicht heilbar.

! Glutamat ist für die schnelle Signalübertragung zwischen den Nervenzellen verantwortlich.

langsamer Beginn und ein schleichender Verlauf mit fortschreitendem Verlust von Nervenzellen.

Die Folgen sind vielfältig: Störungen des Gedächtnisses, der Sprache, des Denkvermögens, des Erkennens sowie der zeitlichen und örtlichen Orientierung. Anders ausgedrückt verliert der Betroffene zunächst sein Langzeitgedächtnis, schließlich kann er sich auch nicht mehr an kürzlich geschehene Ereignisse erinnern und erkennt selbst Menschen nicht mehr, mit denen er Jahre oder gar Jahrzehnte zusammengelebt hat.

Vor dem 60. Lebensjahr tritt die Alzheimersche Krankheit selten auf. Mit dem Lebensalter steigt ihre Häufigkeit jedoch steil an: Von den 60-Jährigen ist jeder Hundertste betroffen, von den 90-Jährigen bereits jeder Dritte.

In der Medizin versucht man, die Störung des Gleichgewichts der Botenstoffe im Gehirn durch die Gabe von Antidementiva (z. B. Memantin) positiv zu beeinflussen. Allerdings kann damit die Krankheit allenfalls in ihrem Fortschritt etwas verlangsamt werden, ein Stillstand oder gar eine Rückbildung von Alzheimer-Demenz konnte bisher nicht erreicht werden.

Lewy-Body-Demenz: Bei der Lewy-Body-Demenz werden Teile des Gehirns durch Ablagerung kleiner Eiweißkörperchen (sogenannter Lewy-Bodys) geschädigt. Kennzeichnend für diese Form der Demenzerkrankungen sind starke Schwankungen der geistigen Leistungsfähigkeit, Parkinson-ähnliche Symptome und optische Halluzinationen.

Frontotemporale Demenz (Morbus Pick): Bei dieser Demenzform sterben Nervenzellen im Stirn- und Schläfenbereich ab. In diesem Hirnbereich liegen die Zentren für Persönlichkeit, Antrieb und Handlungsplanung. Gedächtnis- und Orientierungsstörungen sind weniger stark ausgeprägt. Da auch die Zentren für Sitte und Moral im vorderen Hirnbereich liegen, ändert sich die Persönlichkeit dieser Patienten häufig in unangenehmer Art und Weise, beispielsweise, indem sie Takt, Anstand und Schamgefühl verlieren. Für Angehörige wird es dann häufig sehr schwer, mit diesen fremden Persönlichkeitszügen zurechtzukommen. Bei Morbus Pick erkranken die Betroffenen relativ früh, meist im Alter von 50 bis 60 Jahren.

Sekundäre Demenz

Bei sekundären Demenzformen dagegen liegt eine andere organische Grunderkrankung vor. Das heißt, es ist nicht das Gehirn betroffen, sondern ein anderes Organ. Die Ursachen sind vielfältig. Die Demenz kann beispielsweise durch eine Medikamentenvergiftung, durch Gifte wie Alkohol, Drogen, Schwermetalle, organische Lösungsmittel, aber auch durch Depressionen ausgelöst werden.

Weitere Auslöser können sein:

- Hirntumore
- Hirntraumata (Blutergüsse im Gehirn, Gehirnerschütterung)
- Normaldruckhydrozephalus (eine Abflussstörung der Hirn-rückenmarksflüssigkeit)
- Erkrankungen des zentralen Nervensystems (Morbus Parkinson, Chorea Huntington)
- Stoffwechselerkrankungen (Fettstoffwechsel, Insulinstoffwechsel)
- Schilddrüsenerkrankungen
- Leber- und Niereninsuffizienz
- Nährstoff-/Vitaminmangelzustände (Vitamin B1, Vitamin B12, Folsäure, Nicotinsäure, Eiweiß)

Nur etwa zehn Prozent aller Demenzerkrankungen machen die sekundären Demenzen aus. Die Behandlung der Auslöse-Erkrankung führt in der Regel zu einem Rückgang der Symptome. Waren die empfindlichen Nervenzellen der schädigenden Erst-erkrankung allerdings zu lange ausgesetzt, kann es auch hier zu irreversiblen Schäden kommen.

> **!**
> Bei sekundären Demenzformen liegt eine andere organische Grund-erkrankung vor.

Im Folgenden seien zwei Beispiele für sekundäre Formen näher beschrieben, die vaskuläre Demenz und die Alkohol-Demenz.

Vaskuläre Demenz: Auslöser für vaskuläre, also gefäßbedingte Demenzen ist eine Minderdurchblutung durch Hirninfarkt, Schlaganfall oder Schädigung der kleinen Gefäße. Durch die verminderte Sauerstoff- und Nährstoffzufuhr werden betroffene Bereiche schlecht versorgt, so dass es zu einer Abnahme der Leistungsfähigkeit kommt. Typische Symptome bei den Betroffenen sind kognitive Störungen, die in zeitlicher Nähe zur Grunderkrankung auftreten, sowie vermehrte Stimmungsschwankungen. Hauptmerkmal ist ein meist plötzlicher Beginn und ein schwankender Verlauf.

Alkohol-Demenz: Auch eine Alkoholerkrankung kann langfristig zu einer Demenz führen. Bei fünf Prozent der Betroffenen kommt es zu einer dauerhaften Gehirnschädigung. Symptome wie Gedächtnisstörungen, Desorientiertheit, eingeschränkte Planungs- und Handlungsfähigkeit, beeinträchtigtes Urteilsvermögen sowie gravierende Persönlichkeitsveränderungen sind Anzeichen einer Alkohol-Demenz.

Regelmäßiger Alkoholkonsum verursacht Reizungen und Entzündungen der Schleimhäute in Magen-Darm-Trakt. Dadurch wird die Aufnahme von Vitaminen und Mineralien gehemmt. Zudem werden auch Bauchspeicheldrüse und Leber massiv gereizt, was zu weiteren Störungen in der Aufnahme und Verwertung von Nährstoffen aus Lebensmitteln führt. Am massivsten betroffen davon ist die Gruppe der B-Vitamine: Alkohol hemmt die Aufnahme und Aktivierung dieser Vitamingruppe nahezu vollständig. Vor allem Vitamin B1 kann nicht mehr verwertet werden. Die Folgen sind Gedächtnisstörungen, Angstgefühle und Aggressivität.

Die Alkohol-Demenz kann nahezu vollständig rückgängig gemacht werden, indem der Alkoholkonsum gestoppt und der Vitaminmangel durch Nahrungsergänzungsstoffe, sogenannte

!

Die Alkohol-Demenz kann nahezu vollständig rückgängig gemacht werden.

Supplemente, und eine gesunde Ernährung behoben wird. Neben einer hohen Zufuhr von Vitaminen der B-Gruppe sollte vor allem auf eine Zufuhr von ausreichend Vitamin C, Magnesium, Zink und Carnitin geachtet werden.

Der Verlauf einer Demenzerkrankung

Der Verlauf einer Demenzerkrankung ist abhängig von der Ursache, dem Stadium und den vorhandenen Behandlungsmöglichkeiten. Die sekundären Demenzen sind reversibel, bevor bleibende Schäden entstehen. Anders ist es bei den primären Demenzen wie der Alzheimer-Demenz: Diese können ihrem Verlauf entsprechend gegebenenfalls verlangsamt, aber nicht aufgehalten werden.

Grundsätzlich verläuft die Krankheit bei jedem betroffenen Menschen individuell. Nur grob lässt sich der Verlauf in ein frühes, mittleres und spätes Stadium einteilen.

Frühes Stadium: Im frühen Krankheitsstadium stehen Gedächtnis- und Orientierungsstörungen im Vordergrund. Die Betroffenen können sich neue Informationen, z. B. die Inhalte von Gesprächen, nicht mehr merken. Sie vergessen, was sie vor Kurzem gehört, gelesen oder gesehen haben. Häufig verlegen sie Gegenstände wie Brille oder Haustürschlüssel und suchen danach. Die Betroffenen merken ganz genau, dass etwas nicht stimmt und dass ihnen Fertigkeiten abhandenkommen. Dies ist ihnen äußerst peinlich, und sie versuchen, ihre Einschränkungen zu verbergen.

Kennzeichnend sind Probleme beim Sprechen (Wortfindung oder Ausdrucksfähigkeit), Unsicherheiten bei der örtlichen und zeitlichen Orientierung, fehlende Initiative oder Motivation, abnehmendes Interesse an Hobbys oder Alltagsaktivitäten, Anzeichen von Depression oder Aggression sowie eine Beeinträchtigung des Denkvermögens, vor allem des Kurzzeitgedächtnisses.

> **!** Die Betroffenen merken genau, dass etwas nicht stimmt und ihnen Fertigkeiten abhandenkommen.

Mittleres Stadium: Die Krankheitszeichen des frühen Stadiums nehmen allmählich zu und erreichen einen Grad, in dem die selbstständige Lebensführung schwierig wird. Die Betroffenen brauchen zunehmend Hilfe und Anleitung bei einfachen Aufgaben des täglichen Lebens, etwa beim Einkaufen, beim Zubereiten von Mahlzeiten oder auch bei der Körperhygiene.

Im mittleren Stadium haben Menschen mit Demenz immer weniger Krankheitseinsicht. Manche halten sich selbst für gesunde junge Erwachsene. Sie wollen zur Arbeit gehen oder halten die Ehepartnerin für eine „Frau, die ich nicht kenne". In diesem Stadium ist neben dem Neugedächtnis auch das Altgedächtnis stark beeinträchtigt: Die Betroffenen erinnern sich oft nicht mehr an ihre Freunde oder ihren Beruf.

Kennzeichen sind neben den zunehmenden Störungen von Sprache sowie örtlichen und zeitlichen Orientierungsschwierigkeiten auch Verhaltensänderungen, Inkontinenz und wahnhafte Gedanken und Sinnestäuschungen.

Spätes Stadium: Kennzeichen des späten Demenzstadiums sind hochgradig geistiger und auch körperlich sichtbarer Abbau. Alltägliche Fähigkeiten gehen verloren, Essen und Trinken wird aufgrund von Schluckstörungen immer schwieriger, und die Kontrolle über Blase und Darm geht verloren. Ein nahezu vollständiger Zerfall der Sprache führt zu einer meist nonverbalen Kommunikation mit der kranken Person.

In diesem Stadium können die Patienten kein Gespräch mehr führen, sie reagieren aber auf Berührungen, Musik und Gerüche. Die Patienten erkennen enge Angehörige nicht mehr und beginnen diese oft grundlos zu beschimpfen. Die Kranken reagieren oft sehr gereizt oder gar aggressiv, wenn sie jemand – wie sie es empfinden – mit falschen Angaben verwirren will und sie immer mehr die Orientierung verlieren. Bei fast allen Tätigkeiten des täglichen Lebens sind Demenzkranke auf Pflege angewiesen.

> **!**
> Im mittleren Stadium haben Menschen mit Demenz immer weniger Krankheitseinsicht.

Diagnosestellung, Vorboten, Früherkennung

Meist wird die Demenz erst im mittleren Stadium erkannt. Die Betroffenen führt dann ein „Bei mir stimmt was nicht" zum Arzt. Der Arzt wird beim Verdacht einer Demenzerkrankung kognitive Leistungsstörungen überprüfen und einen sogenannten Demenztest durchführen. Dies ist ein wissenschaftlich standardisierter Test, mit dem der Verdacht untermauert werden kann und der bestimmte Fragen zur Abklärung stellt, z. B.:

- Haben Sie das Gefühl, dass Sie sich weniger als früher merken können?
- Hat Ihre Leistungsfähigkeit nachgelassen?
- Finden Sie in letzter Zeit nicht mehr die richtigen Worte im Gespräch?
- Suchen Sie häufiger als früher Werkzeuge oder Schlüssel?

Des Weiteren gibt es die Möglichkeit, durch den sogenannten Uhrentest die kognitiven Fähigkeiten zu prüfen. Dabei wird der Betroffene darum gebeten, das Zifferblatt einer Uhr zu zeichnen und eine bestimmte Zeigerstellung einzutragen. Anhand verschiedener Abweichungen in der Zeichnung lassen sich Rückschlüsse auf den Grad der Hirnfunktionsstörungen sowie auf Demenz ziehen.

> **!**
> Mithilfe des Uhrentests lassen sich Rückschlüsse auf den Grad der Hirnfunktionsstörungen ziehen.

Die üblichen Diagnoseverfahren zur Feststellung der Erkrankung sind:

- ein ausführliches Anamnesegespräch des Arztes sowohl mit dem Betroffenen als auch mit den Angehörigen
- standardisierte Tests durch einen (Neuro-)Psychologen
- eine gründliche körperliche Untersuchung zum Ausschluss einer Schilddrüsenerkrankung
- eine Computer-Tomografie (CT) oder Magnet-Resonanz-Tomografie (MRT) des Gehirns zum Ausschluss von Tumoren

- Laboruntersuchungen, um Hormon- und Vitaminmangelzustände zu erkennen

Es gibt im Labor die Möglichkeit, einen Verdacht auf eine vorliegende Alzheimer-Demenz anhand der Bestimmung von Eiweißstoffen in der Gehirn-Rückenmarksflüssigkeit festzustellen. Dazu zählen die Bestimmung eines bestimmten Beta-Amyloid-Proteins (Amyloid-beta 42), der Gesamt-Tau-Proteine und der Phospho-Tau-Proteine.

Gesichert kann Alzheimer leider jedoch erst nach dem Tod des Patienten durch Gewebeproben diagnostiziert werden. Die Krankheit wird in der Regel daher meist durch eine Ausschlussdiagnostik festgestellt.

Wichtig: Je früher eine Demenz erkannt wird, desto besser kann sie behandelt werden, so dass der Patient noch längere Zeit ein selbstständiges Leben führen kann!

!

Je früher eine Demenz erkannt wird, desto besser kann sie behandelt werden.

Risikofaktoren

Es gibt eine Reihe von Risikofaktoren, die an der Entwicklung einer Demenzerkrankung beteiligt sind:

Lebensalter: Unbestritten ist das Lebensalter einer der größten Risikofaktoren. Die Demenz tritt normalerweise erst ab einem Alter von 65 Jahren auf. Die meisten Demenzkranken finden wir im Alter der 80- bis 90-Jährigen.

Herz-Kreislauf-Erkrankungen: Zu unseren heutigen Volkskrankheiten zählen Übergewicht, Bluthochdruck, diverse Fettstoffwechselstörungen (zu hohe Cholesterinwerte und andere erhöhte Blutfettwerte), erhöhte Blutzuckerwerte oder Diabetes mellitus Typ 2. Leidet jemand an mindestens drei dieser Erkrankungen zusammen, spricht man auch vom „metabolischen Syndrom".

All diese Erkrankungen erhöhen das Risiko für Herz-Kreislauf-Erkrankungen, Schlaganfall und Herzinfarkt enorm! Zumeist sind sie durch einen falschen Lebensstil verursacht, sei es durch einen zu hohen Fett- und Salzkonsum in der Nahrung, zu viel tierische und zu wenig pflanzliche Produkte, Fast Food, Bewegungsmangel, zu viel Alkohol oder auch durch eine familiäre Veranlagung.

Den Zusammenhang zwischen Diabetes mellitus und Demenz werde ich in einem späteren Kapitel aufgreifen (siehe S. 37). So viel vorab: Nicht umsonst wird die Alzheimer-Demenz auch gerne „Typ-3-Diabetes" genannt, um auf den Zusammenhang zwischen Insulinstoffwechsel und kognitiver Leistungsfähigkeit aufmerksam zu machen.

Rauchen: Nikotin ist eine Volksdroge und eine der am schnellsten süchtig machenden Substanzen. Es durchquert die Blut-Hirn-Schranke ohne Weiteres und stößt im Gehirn die gesamte Breite der Neuromodulatoren an, chemische Verbindungen, die sich auf die Aktivität des Nervensystems auswirken: Innerhalb von sieben Sekunden erreicht Nikotin das Gehirn, heftet sich dort an die Nervenzellen und beeinflusst deren Aktivität in negativer Art und Weise.

Die durch Rauchen verursachten Krankheiten sind weitgehend bekannt: Viele Krebsarten, Herz-Kreislauf-Erkrankungen, Stoffwechsel- und Atemwegserkrankungen stehen auf der Liste. Allein durch das Rauchen sterben pro Jahr 100.000 bis 140.000 Menschen! Da Nikotin direkt auf die Nervenzellen einwirkt, ist es nicht verwunderlich, dass Rauchen in Verbindung mit einem Demenzrisiko steht.

> !
>
> Rauchen steht in Verbindung mit dem Demenzrisiko.

Alkohol: Alkohol ist ein Zellgift. Je nach Konsum und Dauer des Trinkens führt Alkohol nachweislich zu einem Schwund an Gehirnmasse. Die Weltgesundheitsorganisation (WHO) hat eine Obergrenze festgelegt, die als noch tolerierbar und „unschädlich" gilt. Für Frauen liegt dieser Wert bei 20 g pro Tag, für Männer bei 30 g pro Tag reinem Alkohol. Dies entspricht etwa einem halben Liter Bier oder einem achtel Liter Wein.

Medikamente: Mit zunehmendem Alter steigt meist auch die Zahl der einzunehmenden Medikamente. Leider gibt es einige Medikamente, die eine demenzähnliche Persönlichkeitsveränderung mit sich bringen können, sie erhöhen jedoch nicht das Risiko, früher an Demenz zu erkranken. Dazu zählen:

- psychisch wirksame Medikamente wie Antidepressiva
- Antihistaminika (bei allergischen Reaktionen eingesetzte Medikamente)
- Schmerzmittel, vor allem sogenannte Opioide
- Benzodiazepine (Medikamente, die bei Schlafstörungen und Angsterkrankungen eingesetzt werden)
- Methotrexat (wird in der Rheumatherapie verwendet)
- Oxybutinin (urologisch eingesetztes Medikament)

Wenn diese Nebenwirkungen nach Einnahme genannter Medikamente auftreten, sollte der Arzt die Medikamente zunächst einmal absetzen oder durch ein unverdächtiges Präparat ersetzen. Sind die demenzähnlichen Symptome durch die Medikamente verursacht, klingen diese in der Regel dann ab.

Bewegungsmangel: Durch Veränderungen in der Arbeitswelt, aber auch bei Freizeitaktivitäten geht der Trend immer mehr in Richtung sitzender Tätigkeiten, und Bewegungsmangel wird heute schon als Zivilisationsphänomen bezeichnet.

Die bereits genannten Volkskrankheiten sind auf Bewegungsmangel zurückzuführen, ebenso chronische Rückenschmerzen, Allergien und Demenzerkrankungen. Denn Bewegungsmangel lässt nicht nur den Körper, sondern auch den Geist schneller altern: Die Durchblutung ist bei einem hauptsächlich sitzenden Lebensstil wesentlich schlechter als bei regelmäßiger Bewegung.

Mangelnde geistige Fitness: Das Gehirn will trainiert werden, so wie alle Muskeln unseres Körpers. Ein untrainierter Körper ist nicht fit, seine Leistungsfähigkeit ist gering. Genauso ist es auch mit unserem Gehirn. Es braucht Herausforderungen, Training und

> **!**
> Bewegungsmangel lässt nicht nur den Körper, sondern auch den Geist schneller altern.

entsprechende Aktivität, um lang fit zu bleiben. Tägliche Routine-
handlungen dienen nicht dem Erhalt der kognitiven Fähigkeiten,
ebenso gilt dies für einen übermäßigen Fernsehkonsum.

Der Blick auf diese lange Liste der Risikofaktoren zeigt: Demenz ist kein unausweichliches Schicksal, Demenz ist eine Frage
des Lebensstils! Wer sein Hirn nicht fordert, lässt es langsam ver-
kümmern.

!

Demenz ist auch
eine Frage des
Lebensstils.

Viele der Faktoren lassen sich selbstbestimmt ausschließen.
Die Risikofaktoren für Herz-Kreislauf-Erkrankungen beispielsweise lassen sich ärztlich gut behandeln oder durch gesundheitsfördernde Veränderungen der Lebensweise verringern, wie etwa
durch Vermeidung bzw. Abbau von Übergewicht, die richtige Ernährung sowie einen gesunden Lebensstil mit viel körperlicher
und geistiger Aktivität.

Demenzerkrankung durch psychische Ursachen?

Sie haben nun viel erfahren über die einzelnen Demenzformen,
Ursachen und Therapiemöglichkeiten. Bevor wir im nächsten
Kapitel mit den Empfehlungen zu einer präventiven gesunden
Ernährung und einem gesunden Lebensstil fortfahren, möchte
ich an dieser Stelle einen Exkurs in die Welt der Psychologie wa-
gen. Warum?

Demenz entsteht im Gehirn, in den Teilen des Gehirns, die
mit Erinnerung, Emotion und Verhalten zu tun haben. Unser
Körper und unser Geist sind so untrennbar miteinander verwo-
ben, dass es sich lohnt, auch auf unsere psychische Gesundheit
zu achten und einmal genau zu betrachten, was bei Demenz
nicht nur medizinisch nachweisbar ist, sondern auch, was auf
emotionaler Ebene im Gehirn geschieht.

Denn unsere seelische Konstitution hat ganz nachhaltige Wirkung auf unseren Körper – bis in die Strukturbildung unseres Gehirns hinein. Gefühle werden als Aspekt früherer Erfahrungen im
Gehirn gespeichert und bestimmen spätere Grundhaltungen,

Überzeugungen und letztendlich auch, wie wir unser Gehirn benutzen. Der Göttinger Hirnforscher Gerald Hüther nennt unser Hirn daher sogar „weniger ein Denk-, als vielmehr ein Sozialorgan". Der Freiburger Arzt und Psychotherapeut Professor Joachim Bauer geht sogar so weit, die Alzheimer-Erkrankung erst als eine seelische und dann als eine neurologische Erkrankung zu betrachten. Wie kommt er dazu?

Verantwortlich dafür, ob im Gehirn neue Nervenzellen und neue Verbindungen, also Synapsen, gebildet werden, ist die Art und Weise, wie wir unser Gehirn benutzen. Und diese Synapsen spielen in unserem Handlungs- und Wahrnehmungsprogramm eine zentrale Rolle. Ein unbewältigtes Trauma in unserem Leben verändert die Reizverarbeitung im Gehirn und führt zu einer permanenten Erregung des zentralen Nervensystems. Dadurch ist das Gehirn sozusagen ständig in Alarmbereitschaft in Bezug auf eine zu erwartende Gefahr. Die Folge ist, dass damit auch unser Stresssystem erhöht ansprechbar ist und häufiger Stresshormone (Cortisol) ausgeschüttet werden. Diese übermäßige Produktion von Cortisol führt auf Dauer nachweislich zu einer Zerstörung der Synapsen und damit auch der damit verbundenen Nervenzellen.

Unruhe: schwer zu ertragen
Auch demente Menschen befinden sich in einem Zustand permanenter Über-Erregung (durch die Störung der Regulation der Botenstoffe), wodurch eine Zerstörung der Nervenzellen und Synapsen immer weiter vorangetrieben wird. Unruhe ist für einen dementen Menschen häufig nicht zu ertragen. Einer der heilsamsten Aspekte in der Therapie ist es daher, ein Klima von Ruhe und Harmonie zu schaffen.

Dauerstress und ein geringes Selbstwertgefühl haben nachgewie-
senermaßen eine Auswirkung auf zentrale Bereiche im Gehirn
wie den Hippocampus. Dort sitzen die Funktionen für Lernen
und Erinnern, aber auch für das Selbstwertgefühl. Chronischer
Stress jedoch verhindert das Entstehen und das Wachsen neuer
Nervenzellen im Gehirn. Wir wissen, dass bei Demenz Selbstwertgefühl, Lernen und Erinnern nachhaltig gestört sind, und
wir wissen, dass dauerhaft erhöhter Stress die gleichen Folgen haben kann. Machen Sie sich die Zusammenhänge klar und steuern
Sie aktiv dagegen, wenn Sie eine mögliche Veranlagung für Demenz bei sich vermuten.

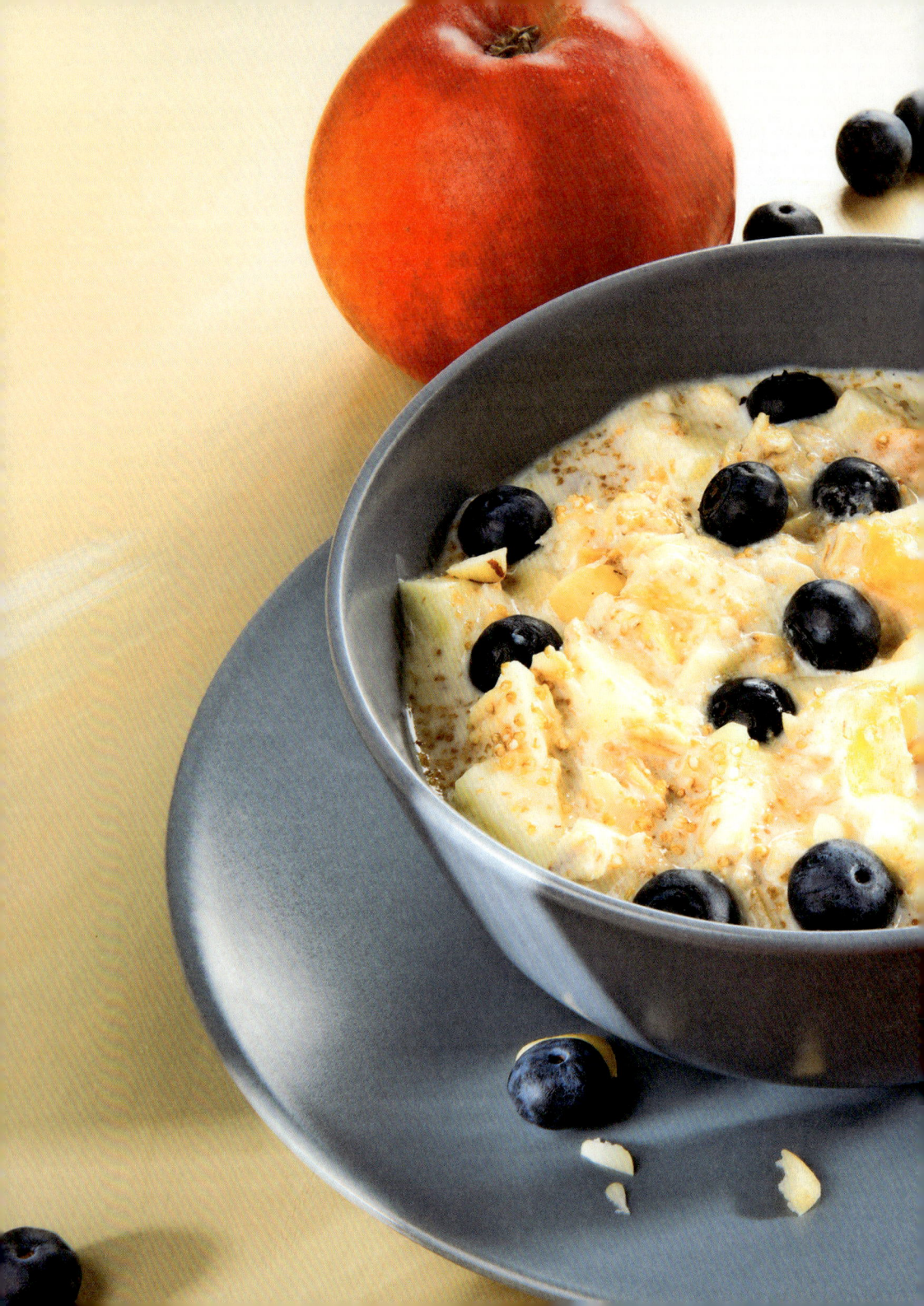

MIT DER RICHTIGEN ERNÄHRUNG GEGEN DEMENZ

Wie bei den meisten Krankheiten kommt auch bei Demenzerkrankungen unserer Nahrung ein enormer Stellenwert zu. In den folgenden Kapiteln erfahren Sie, worin genau der Zusammenhang zwischen Ernährung und Demenz besteht, welche Lebensmittel einen positiven Einfluss auf die Funktion unseres Körpers und vor allem unser Gehirn haben, und wie Sie das Risiko minimieren, an einer Demenz zu erkranken.

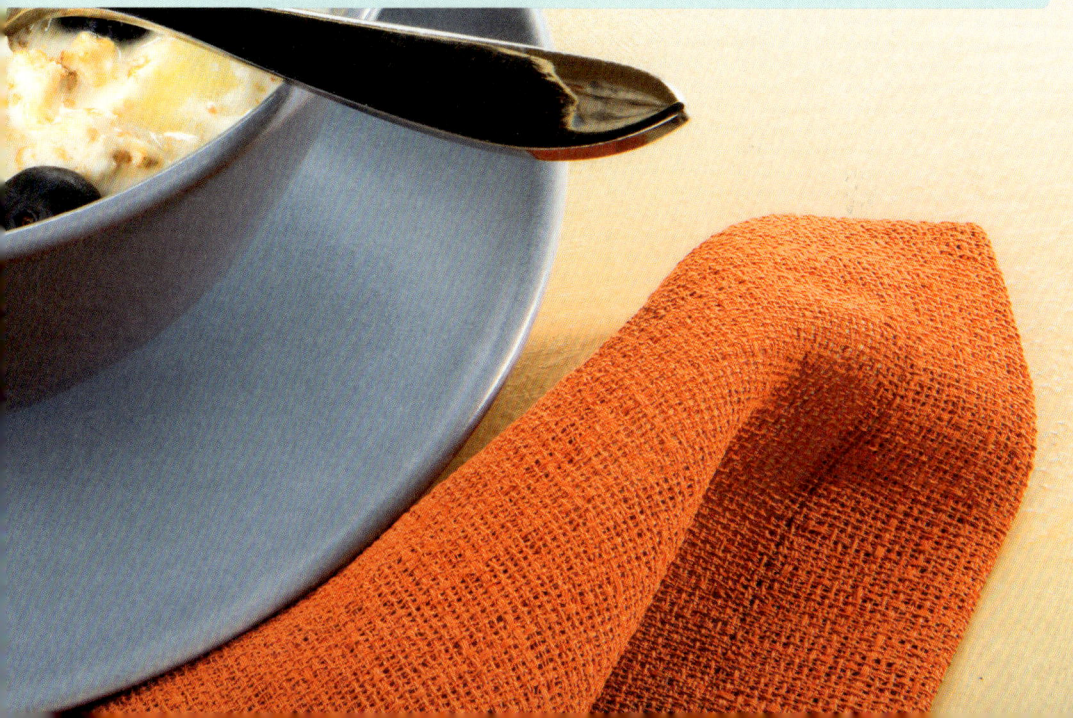

Wie hängen Ernährung und Demenz zusammen?

!

Es gibt einen Zusammenhang zwischen unserem Ernährungs- und Lebensstil und dem Risiko für eine Demenzerkrankung.

Die Frage, ob es einen Zusammenhang zwischen Ernährung und Demenz gibt, lässt sich eindeutig mit Ja beantworten. Nicht umsonst halten Sie gerade diesen Ernährungsratgeber in der Hand. Ja, es gibt einen Zusammenhang zwischen unserem Ernährungs- und Lebensstil und dem Risiko für eine Demenzerkrankung. Dies zeigte Ihnen bereits die Liste der Risikofaktoren im vorangegangenen Kapitel. Viele der Erkrankungen sind ernährungsabhängig und können einerseits durch eine medizinische Behandlung, andererseits aber auch durch eine ernährungstherapeutische Intervention verbessert oder sogar vollständig ausgeheilt werden – und zwar mit vielen positiven Nebeneffekten!

Die wissenschaftlichen Erkenntnisse in Bezug auf die Ernährungs- und Demenzforschung sind allerdings nicht immer eindeutig. Bei vielen Fragen tappt die Wissenschaft noch im Dunkeln, viele Studien widersprechen sich. So belegen die einen den Zusammenhang eindeutig, andere Ergebnisse gelten als weniger gesichert, und manche Lebensmittel stehen im Verdacht, das Risiko für eine Demenzerkrankung noch zu erhöhen.

Das ein oder andere Mal werden Sie also sehen, dass die Erkenntnisse unterschiedlich oder gar widersprüchlich sind. Dies ist leider eine normale Schwierigkeit in unserer Zeit. Dennoch ist es wichtig, unterschiedliche Seiten kennenzulernen, um ein Bewusstsein für verschiedene Aspekte zu entwickeln. Ich habe versucht, die derzeit aktuellsten Erkenntnisse zusammengefasst darzustellen. Auch wenn manches widersprüchlich klingt, lässt sich doch für den Alltag meist ein gesundes Fazit daraus ableiten. Eine hundertprozentige Garantie, dass Sie niemals an einer Demenz erkranken werden, gibt es nicht, aber es sind heutzutage viele Faktoren bekannt, die das Risiko minimieren können.

Die fünf Säulen der Vorbeugung

Als Faustregel für eine sinnvolle Ernährung dienen die fünf Säulen der Vorbeugung. Es sind diejenigen, von denen Sie womöglich schon oft gehört und gelesen haben, diejenigen, die überall propagiert werden und zu oft leider nicht umgesetzt werden, obwohl sie eine Umkehr der Risikofaktoren darstellen.

Diese fünf Säulen sind gemeint:

- reichlich Bewegung
- geistige Aktivität
- soziales Leben
- psychische Gesundheit
- gesunde Ernährung

Früh beginnen!
Demenzprävention beginnt schon in jungen Jahren. Man kann nicht früh genug damit beginnen. Also: überprüfen Sie Ihre Gewohnheiten und ändern Sie diese gegebenenfalls. Denn wenn die Demenz einmal diagnostiziert ist, ist es meist zu spät!

Bewegung

Schon die alten Römer wussten: „In einem gesunden Körper wohnt auch ein gesunder Geist." Diese Weisheit gilt heute mehr denn je: Bewegung verbessert die Blutversorgung des Gehirns, versorgt es mit Sauerstoff und erhöht so die Fähigkeit zur Konzentration und Gedächtnisleistung. Durch die Erhöhung der Muskelmasse des Körpers wird zudem die Stoffwechselaktivität auch im Ruhezustand aktiviert. Außerdem können durch Bewegung Entzündungswerte gesenkt werden, und sie führt zur Ausschüttung von Botenstoffen, die sich günstig auf die Bildung neuer Nervenzellen und die Plastizität der Synapsen im Gehirn auswirken können, das heißt, auf ihre Anpassungsfähigkeit in ihrem Bau und ihrer Funktion: Neue Nervenverbindungen entstehen, die das Gehirn auch strukturell bis zu einem gewissen Grad regenerieren können.

Ein Zusammenhang zwischen Bewegungsmangel und späterer Demenz lässt sich schon ab spätestens dem mittleren Lebensalter nachweisen. Doch auch im höheren Alter lohnt es sich noch, aktiv zu werden. Denn noch im hohen Alter oder bei einem bereits begonnenen geistigen Verfall kann Sport seine schützende Wirkung entfalten. Schon allein regelmäßige Spaziergänge tragen dazu bei, das Gehirn im Alter fit zu halten.

Bewegen Sie sich, wann immer es geht. Mindestens 30 Bewegungsminuten am Tag sollten es sein! Dabei kommt es nicht auf Höchstleistung, sondern auf Regelmäßigkeit an. Walking, Schwimmen, Dauerlauf oder Radfahren sind ideale Ausdauersportarten – nicht nur fürs Herz, sondern auch fürs Hirn. Nutzen Sie in Ihrem Alltag möglichst viele Gelegenheiten für Bewegung: Laufen Sie Treppen, statt den Aufzug zu benutzen. Gehen Sie viele Wege im Alltag zu Fuß oder benutzen Sie Ihr Fahrrad. Sogar der Putztag ist eine Gelegenheit, sich aktiv und vielseitig zu bewegen.

> **!**
>
> Bewegen Sie sich, wann immer es geht. Mindestens 30 Bewegungsminuten am Tag sollten es sein!

Geistige Aktivität

Je mehr das Gehirn gefordert wird, desto mehr Synapsen werden gebildet und desto mehr Nervenzellen werden miteinander verknüpft. Dadurch wird Ihr Gehirn im Alter leistungsfähiger. Ein Beispiel dafür ist die Mehrsprachigkeit. Nicht nur das Lernen, sondern vor allem das regelmäßige Sprechen einer Fremdsprache kann das Alzheimer-Risiko senken. Dabei spielt nicht nur das Lernen von Neuem eine Rolle, sondern auch die Kommunikation mit anderen.

Ein wichtiger Antrieb sollte immer die Neugierde und die Freude am Lernen sein. Halten Sie Ihr Gehirn fit, mit Abwechslung und unterschiedlichen Schwierigkeitsgraden, seien es besagte Fremdsprachen, Lesen, Rechentraining, Kreuzworträtsel, Sudoku oder ein neues Hobby, egal ob sportlicher, künstlerischer oder spielerischer Art. Auch im Internet gibt es zahlreiche Gedächtnis- und Denkspiele, an denen Sie Ihr Gedächtnis und Ihre Aufmerksamkeit schulen können.

Soziales Leben

Der Mensch ist ein soziales Wesen. Soziale Interaktion gehört zu einer gesunden, aktiven Lebensweise. Gedankenaustausch ist für das Gehirn sehr wichtig! Außerdem bringt soziales Miteinander, wie Gespräche, Kochen, gemeinsame Unternehmungen oder Sport, Freude und Abwechslung ins Leben. Laut einer US-Studie soll Einsamkeit sogar genauso schädlich sein wie Rauchen und Übergewicht und schädlicher als Bewegungsmangel.

!

Gedankenaustausch ist für das Gehirn sehr wichtig.

Sollten Sie alleine leben und wenige Kontakte haben, können Sie nur eines tun: Werden Sie aktiv! Pflegen Sie vorhandene Kontakte, suchen Sie sich Gruppenangebote wie Sport, Literatur- oder Sprachkurse, um Menschen mit gleichen Interessen zu finden.

Psychische Gesundheit

Welchen Stellenwert unsere psychische Gesundheit hat, haben Sie im vorigen Kapitel schon gelesen. Wenn Sie einem stressigen Job nachgehen oder Haushalt, Familie und Arbeit unter einen Hut bringen müssen, suchen Sie sich Auszeiten und ausreichend Ruhephasen, die Sie für sich nutzen können, auch mithilfe einer Methode wie Meditation, Yoga oder Entspannungstechniken.

Bei unbewältigten Traumata oder anderen Themen, die Sie in Ihrem jetzigen Leben unzufrieden machen, gibt es nur eins: die Auseinandersetzung mit sich selbst. Ihr Inneres kennt die Antworten auf Ihre Fragen. Viele Menschen zögern, sich mit ihren Themen zu beschäftigen, und verdrängen sie lieber. Doch die Seele vergisst nicht. Die Themen brodeln im tiefsten Inneren und verursachen Stress – unbewusst.

Natürlich ist es nicht immer leicht, sich unangenehmen Themen zu stellen, es erfordert Mut zur Veränderung. Die Wege können sehr steinig sein. Doch es gibt professionelle psychologische Hilfe, die Sie in Anspruch nehmen können. Der Weg ist heilsam und führt nachhaltig zu mehr Lebensqualität im Hier und Jetzt sowie auch im Alter. Es lohnt sich!

Gesunde Ernährung
Der fünften Säule der aktiven Demenzprävention, einer gesunden Ernährung, ist im Anschluss ein eigenes Kapitel gewidmet, weshalb ich an dieser Stelle nicht weiter darauf eingehe. So viel vorab: Es gibt viele Möglichkeiten!

Mit diesen fünf Säulen können Sie schon in jungen Jahren viel für sich tun, um auch bis ins hohe Alter geistig fit zu bleiben. Nehmen Sie als Kapitän Ihres eigenen Schiffes das Steuer selbst in die Hand, um es in die richtige Richtung zu lenken!
    Doch widmen wir uns nun der Ernährung. Welchen Zusammenhang gibt es zwischen Ernährung und Demenz?

Nahrungsbestandteile und Demenzrisiko

Grundsätzlich gilt der Leitsatz: „Was schlecht ist fürs Herz, ist auch schlecht fürs Gehirn." Sie haben ja schon erfahren, dass wir unseren Körper immer als ein Ganzes betrachten müssen. Genauso wie es keinen Körper ohne Psyche gibt, so hängen auch unser gesamter Stoffwechsel und unser Blutkreislauf zusammen, der ja unseren ganzen Körper durchläuft. Unsere Nahrung versorgt den ganzen Körper, und hier hauptsächlich das Gehirn, mit Energie und Nährstoffen, die vom Blut dorthin transportiert werden, wo sie ihre Aufgaben zu erledigen haben.
    Und genauso gelangen auch Giftstoffe oder andere unerwünschte Stoffe, sei es beispielsweise durch die Luft, über die Nahrung oder Medikamente in den gesamten Körper. Doch da der Körper mit diesen Stoffen nichts anfangen kann, werden diese überall eher unwillkürlich abgelagert, dort, wo sie eben an-

!

Was schlecht ist fürs Herz, ist auch schlecht fürs Gehirn.

kommen: in den Arterien, in den Organen oder im Gehirn. Manche der Stoffe lagern sich sogar an bestimmte Nährstoffe an und gelangen dann sozusagen als „blinde Passagiere" an Orte, an die sie nicht gehören. Mit den Lebensjahren sammeln sich leider immer mehr dieser unerwünschten Stoffe an, wenn wir uns ihnen zu oft (und oft auch unwissentlich) ausliefern.

All diejenigen unerwünschten Stoffe, die eine Wirkung auf das Nervensystem haben, wirken sich auch im Gehirn negativ aus. Sie können dort Nervenzellen zerstören und Plaques anlagern und damit Krankheiten fördern. Umgekehrt fördern aber auch zahlreiche gesunde positive Nährstoffe den Abbau dieser Plaques oder die Neubildung von Nervenzellen! Diese „guten" Stoffe werden wir uns im späteren Verlauf genauer ansehen. Erst einmal betrachten wir die Stoffe, die eine negative Wirkung auf unseren Stoffwechsel und unser Gehirn haben können.

Cholesterin

Längere Zeit stand ein hoher Cholesterinspiegel in Verdacht, das Demenzrisiko zu erhöhen. Eine Langzeitstudie aus den USA von vor über 40 Jahren hatte dies eindeutig bestätigt: Tierische Fette aus Fleisch, Milch und Eiern können bei zu hohem Verzehr den Cholesterinspiegel in die Höhe treiben – nicht nur eine Ursache für Herz-Kreislauf-Erkrankungen, sondern auch eindeutiger Risikofaktor für Demenz. Widerlegt wurde diese Studie jedoch durch eine weitere Langzeitstudie aus Schweden. Dort wurde genau Gegenteiliges festgestellt, was einen Freispruch für hohe Cholesterinwerte im mittleren Lebensalter darstellte. Was stimmt nun?

Bekannt ist, dass ein hoher Cholesterinspiegel mit der Funktion der Blut-Hirn-Schranke in Zusammenhang steht. Zu viel Cholesterin im Blut schädigt die Tight-junction-Proteine, die dann ihrer Barrierefunktion im Bereich der Blut-Hirn-Schranke nicht mehr ausreichend nachkommen können und so die Schranke durchlässig machen.

!

Es ist wichtig, die Cholesterinwerte im definierten Normalbereich zu halten.

Auch wenn die Datenlage unklar ist, ist es durchaus wichtig, die Cholesterinwerte im definierten Normalbereich zu halten, schon allein, um das Herzinfarktrisiko niedrig zu halten. Laut Lipid-Liga (Deutsche Gesellschaft zur Bekämpfung von Fettstoffwechselstörungen) liegen die erwünschten Werte für das Gesamtcholesterin bei < 200 mg/dl, Werte zwischen 200 bis 239 gelten als grenzwertig erhöht, Werte > 240 mg/dl als zu hoch.

Transfette

Noch schlimmere Übeltäter als Cholesterin sind die sogenannten Transfettsäuren. Transfettsäuren, auch gehärtete Fette genannt, sind Fette, die in der Lebensmittelindustrie vor gut 100 Jahren entwickelt wurden. Ihre Entdeckung machte es möglich, aus flüssigen Pflanzenölen Fette zu machen, die streichfähig waren und eine längere Haltbarkeit aufwiesen.

!

Gehärtete Fette haben äußerst schädliche Wirkungen auf den Körper.

Doch leider haben diese gehärteten Fette äußerst schädliche Wirkungen auf den Körper. Transfette erhöhen das LDL-Cholesterin, also das „schlechte" Cholesterin im Blut – und das zum Nachteil des HDL, des „guten" Cholesterins. Das Risiko für Entzündungen im Körper steigt, und damit ebenso die bekannten Risiken für unsere Volkskrankheiten und Demenz.

Was passiert im Körper? Die Transfette verursachen im Körper und damit auch im Gehirn oxidativen Stress. Darunter versteht man alle möglichen Schäden im Körper, die durch bestimmte chemische Reaktionen hervorgerufen werden können. Vor allem wird durch diese schlechten Fette die Bildung der schädlichen ß-Amyloid-Proteine im Gehirn gefördert. Diese versetzen das Immunsystem in großen Aufruhr: Abwehrzellen beschießen diese Eiweiße mit Entzündungsstoffen, der Eiweißmüll bleibt als Klumpen (Plaques) an den Nervenzellen kleben, und diese Plaques sorgen dann für eine dauerhafte Entzündung im Kopf.

Transfette finden heute vielfach Einsatz in Restaurants und Imbissbuden, in Pommes, Chips, frittierten Lebensmittel wie

Chickenwings, in Krapfen, Blätterteig, Fertigsuppen, Bratenso-
ßen, Wurst, Müsliriegeln oder Frühstückscerealien.

Homocystein

Ein weiterer Risikofaktor für Herz- und Gefäßerkrankungen wie
Herzinfarkt oder Schlaganfall sowie Demenz und Alzheimer ist
ein zu hoher Homocysteinspiegel im Blut. Homocystein ist ein
Zwischenprodukt im menschlichen Eiweißstoffwechsel. Es ent-
steht beim Abbau der essenziellen Aminosäure Methionin (in
Fleisch, Fisch, Milchprodukten) und wird normalerweise vom
Körper mithilfe der Vitamine B12, B6 und Folsäure „entsorgt", da
er keine weitere Verwendung dafür hat.

Durch einen Überschuss an Methionin und einem gleichzeiti-
gen Mangel an benannten Vitaminen kann es zu einem Homo-
cysteinüberschuss im Blut kommen. Anders ausgedrückt: durch
einen zu hohen Verzehr tierischer Lebensmittel und einen gleichzeitig zu geringen Verzehr pflanzlicher Lebensmittel. Zu viel
Homocystein im Blut führt zu Arterienverengung und Verhär-
tung der Gefäßwände, was den Blutfluss behindert und damit
auch die Blutversorgung in manchen Organen wie Herz, Niere
oder Gehirn verschlechtert.

> **!** Zu viel Homocys-
> tein im Blut führt
> zu Arterienveren-
> gung und Verhär-
> tung der Gefäß-
> wände.

Gluten

Gluten ist der Sammelbegriff für ein Stoffgemisch aus Proteinen,
Lipiden und Kohlenhydraten, das im Samen einiger Getreidear-
ten vorkommt. In Verbindung mit Wasser bildet Gluten das sogenannte Klebereiweiß, es entsteht eine gummiartige und elasti-
sche Masse, der Teig. Der Kleber hat für die Backeigenschaften
eines Mehls bei der Verarbeitung eine zentrale Bedeutung.

Zu Gluten in Weizen gibt es seit einigen Jahren Theorien darüber, dass es einen Einfluss auf unsere Gehirnfunktion hat. Es
soll, über viele Jahre hinweg regelmäßig und in hohen Mengen
verzehrt, in unserem Gehirn Schaden anrichten und damit De-

menz, vor allem Alzheimer, begünstigen. Auch soll es verantwortlich sein für ADHS, Rheuma, Arthrose oder Epilepsie. Insbesondere in den USA wird dies lautstark propagiert. Europäische Forscher sind jedoch der Ansicht, dass diese Vermutungen wissenschaftlich nicht haltbar sind; allein dem Gluten seien diese Wirkungen nicht zuzuschreiben.

Bekannt ist, dass bei der Krankheit Zöliakie, einer chronischen Erkrankung des Dünndarms, Gluten zu einer Entzündung in der Darmschleimhaut führt. Diese Erkrankung ist nicht heilbar, und nur ein lebenslanger Verzicht auf glutenhaltige Nahrung kann die Beschwerden wie starke Durchfälle, Unwohlsein etc. verhindern. Seit ein paar Jahren ist zudem bekannt, dass es wohl eine Art Glutensensitivität gibt, die nicht-zöliakische Glutensensitivität (NCGS): Es mehren sich Beobachtungen an Patienten, die keine Zöliakie haben und trotzdem kein Gluten vertragen. Die Anzeichen dafür ähneln meist denen des Reizdarmsyndroms. Da es aber bisher noch keine Marker oder Blutwerte gibt, ist die Glutensensitivität eine reine Ausschlussdiagnose.

Insgesamt gibt es vor allem aus den USA Hinweise darauf, dass Gluten und NCGS in Zusammenhang mit diversen Symptomen wie Unwohlsein, Müdigkeit, Konzentrationsschwäche und Darmproblemen stehen und langfristig Demenz auslösen sollen. Bei genauerem Hinsehen und der Analyse der amerikanischen Literatur sind die Studien jedoch keineswegs aussagekräftig. Die Forschung muss auch hier noch sehr viel weiter gehen, um besagte Vermutungen wissenschaftlich zu untermauern. Viele Menschen berichten, dass sie sich durch eine glutenarme bzw. glutenfreie Kost fitter und leistungsfähiger fühlen. Sie können dies gerne einmal ausprobieren. Insgesamt ist aber, wie bei allem, Abwechslung gefragt, um von den wertvollen Inhaltsstoffen der verschiedenen Getreidesorten zu profitieren. (Glutenfrei sind u. a. Hafer, Amaranth, Quinoa, Couscous, Hirse, Braunhirse, Teff, Lupine.)

!

Wechseln Sie auch bei Getreide immer ab, um von den wertvollen Inhaltsstoffen aller Getreidesorten zu profitieren.

Insulin und Zucker

Insulin ist Ihnen womöglich eher in Zusammenhang mit einer Diabeteserkrankung bekannt. Das Hormon wird in der Bauchspeicheldrüse gebildet und hat die primäre Aufgabe, den aus der Nahrung aufgenommen Zucker aus dem Blut in die Zelle zu transportieren. Wer zuckerkrank ist, produziert zu wenig Insulin, so dass der Zucker nicht in die Zelle aufgenommen werden kann und im Blut verbleibt. Der überschüssige Zucker lagert sich dann an verschiedene Organe im Körper wie Auge, Herz oder Niere an und führt zu diabetesbedingten Folgeerkrankungen. Ebenso kann sich eine Insulinresistenz ausbilden, wodurch die Zellen nicht mehr so gut auf Insulin reagieren können.

Insulin hat jedoch noch andere, weniger bekannte Aufgaben. Es wird nämlich auch im Gehirn benötigt. Die Gehirnzellen selbst benötigen zwar kein Insulin für die Energiegewinnung, denn sie können den Zucker insulinunabhängig aufnehmen, dennoch ist Insulin auch im Gehirn äußerst aktiv. Es ist dort beispielsweise an der Regulation der Blut-Hirn-Schranke beteiligt und folglich dafür verantwortlich, dass keine Schadstoffe aus dem Blutkreislauf ins Gehirn gelangen.

Des Weiteren ist Insulin im Gehirn an der Kommunikation der Nerven- und Gehirnzellen beteiligt. Dockt Insulin im synaptischen Spalt an seine Rezeptoren an, ermöglicht dies die Anlage neuer Erinnerungen und auch das Erlernen ganz neuer Dinge. Und genau das ist ja eines der ersten Symptome einer Demenzerkrankung: Es können keine neuen Erinnerungen mehr angelegt werden, das Kurzzeitgedächtnis fehlt. An weit entfernte Ereignisse dagegen können sich die Betroffenen noch gut erinnern.

Wie kommt das? Insulin schützt die für Erinnerungen zuständigen Zellen im Gehirn vor Schäden durch die gefährlichen Plaque-Ablagerungen. Fehlt Insulin, kann es nicht mehr an der Erinnerungsbildung mitarbeiten, und der Zellschutz fällt weg. Nun haben die Plaques freies Spiel und können sich mithilfe der

> **!**
> Insulin ist im Gehirn an der Kommunikation der Nerven- und Gehirnzellen beteiligt.

freien Radikale im Gehirn ablagern und den bekannten Schaden verbreiten. Da die Insulinrezeptoren dabei immer mehr geschädigt werden, erhöht sich auch die Insulinresistenz der betroffenen Nervenzellen.

Neue Erkenntnisse zeigen auch, dass Insulin nicht nur in der Bauchspeicheldrüse, sondern sogar direkt im Gehirn gebildet wird. In Regionen des Gehirns, wo die Bildung von Insulin und Rezeptoren gestört ist, sterben Nervenzellen ab. Für die Alzheimer-Demenz gibt es in diesem Zusammenhang zweierlei Ursachen, weshalb Alzheimer häufig auch als Diabetes Typ 3 bezeichnet wird:

1. **Insulinmangel** im Gehirn (mit gleichzeitiger chronischer Überversorgung von Insulin im restlichen Körper). Durch den chronisch hohen Insulinspiegel wird die Blut-Hirn-Schranke so geschädigt, dass das Insulin nicht mehr ausreichend ins Gehirn gelangen kann.

2. **Insulinresistenz** und dadurch bedingt erhöhte Insulinkonzentration im Gehirn. Schon ein geringer Anstieg des Insulinspiegels erhöht solche Substanzen in Blut und Gehirnflüssigkeit, die als Schlüsselfaktoren bei der Entstehung von Alzheimer gelten.

Wie kommt es zu diesen hohen Insulinspiegeln? Der Zucker ist die Ursache allen Übels: Unser Insulinspiegel steigt durch eine stetig hohe Zuckeraufnahme. Sprich, wenn wir zu viele einfache Kohlenhydrate zu uns nehmen, wie wir sie in Weißmehl- und Zuckerprodukten, Teig- und Backwaren, Süßigkeiten und gesüßten Getränken finden. Der Überschuss an diesen Einfachzuckern lässt die Produktion des Insulins rapide ansteigen, die Bauchspeicheldrüse verrichtet Schwerstarbeit. Wenn diese Ernährungsweise nun über längere Zeit aufrechterhalten bleibt, sind die Zellen der Bauchspeicheldrüse irgendwann erschöpft. Die Folge: ein gestörter Insulinstoffwechsel mit all den genannten möglichen Folgen.

> **!**
>
> Unser Insulinspiegel steigt durch eine stetig hohe Zuckeraufnahme durch unsere Nahrung.

Süßstoffe

Nach den soeben beschriebenen Zusammenhängen liegt womöglich der Schluss nahe, dass wir das Problem mit dem Zucker einfach lösen könnten, indem wir den Zucker gegen Süßstoffe austauschten, ohne auf unsere geliebten weißen Teigwaren, Süßwaren und Limos zu verzichten – doch so einfach ist es leider nicht. Denn viele unserer Süßstoffe sind chemisch hergestellt und enthalten Stoffe, die unser Körper ebenso wenig benötigt wie Einfachzucker in rauen Mengen.

Für die Verwendung von Süßstoffen in unserer Nahrung gibt es sogar hohe Auflagen, die ihre gesundheitliche Unbedenklichkeit gewährleisten. Die Weltgesundheitsorganisation (WHO) hat bestimmte Tagesmengen festgelegt, die bei täglicher Aufnahme während des gesamten Lebens als unbedenklich gelten sollen, den sogenannten ADI-Wert (Available Daily Intake).

Die Tabelle auf Seite 40 gibt Ihnen eine Übersicht über die in der EU offiziell zugelassenen Süßungsmittel, deren Herstellung und Wirkung. Mein Rat: Achten Sie in Zukunft gut darauf, ob diese Süßungsmittel in der Liste der Inhaltsstoffe angegeben sind!

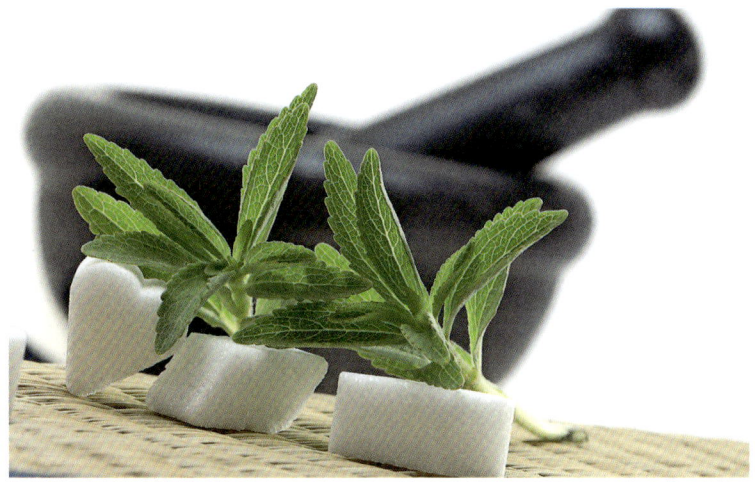

Zu viel Zucker führt langfristig zu einem gestörten Insulinstoffwechsel.

Übersicht über die sechs in der EU zugelassenen Süßungsmittel

NAME	HERSTELLUNG UND WIRKUNG
Acesulfam K (E950)	Gilt als unbedenklich, bei Mäusen jedoch erbgutverändernd bei zu hoher Aufnahme; erlaubte Tagesdosis laut WHO 15 mg pro kg Körpergewicht und Tag
Aspartam (E951)	Bei der Suche nach einem Medikament gegen Magengeschwüre entdeckt, synthetische Herstellung, gilt offiziell als unbedenklich, jedoch sehr umstritten, wird oft mit Kopfschmerzen, Krämpfen, Sehstörungen, Missempfindungen in Verbindung gebracht
Cyclamat (E952)	Abfallprodukt der Forschung nach einem neuen fiebersenkenden Arzneimittel, in hohen Konzentrationen blutdrucksteigernd, bei Ratten schädigt es die Hoden, in USA verboten seit 1969, da Verdacht auf Blasenkrebs
Saccharin (E954)	Synthetische Herstellung aus Toluol, einem stark giftigen Lösungsmittel, Untersuchungen fanden in Saccharin ca. 30 Verunreinigungen aus Nebenreaktionen sowie Abbauprodukte des Süßstoffs; gesundheitliche Wirkungen kaum untersucht
Thaumatin (E957)	Süßstoff aus der Natur, Gemisch aus drei Eiweißketten, aus dem Samenmantel der Frucht des westafrikanischen Katemfe-Strauchs; kein ADI-Wert festgelegt, da toxikologisch unbedenklich
Neohesperidin DC (E959)	Herstellung aus dem Flavonoid Neohesperidin, das von Natur aus in Zitrusfrüchten vorkommt; gilt als unbedenklich, keine Nebenwirkungen bekannt; erlaubte Tagesdosis laut WHO 5 mg pro kg Körpergewicht und Tag

Ich möchte an dieser Stelle den Süßstoff Aspartam genauer ansprechen. Denn gerade Aspartam oder E951 wird in den letzten Jahren als äußerst gesundheitsschädigend propagiert. Hierbei wird eine zu hohe Aufnahme von Aspartam mit einem hohen Demenzrisiko in Zusammenhang gebracht. Die Beweislage ist jedoch sehr widersprüchlich.

> **!**
>
> Die Aussagen und die Beweislage zu Aspartam sind sehr widersprüchlich.

Aspartam befindet sich heute in über 6000 Produkten wie diversen Light-Produkten, Joghurts, Fruchtsäften, gefrorenen Backwaren, Marmeladen, Backmischungen, Kaugummis, Süßspeisen, Puddings, Malz- und Frühstückscerealien oder Tees sowie Medikamenten. Möglicherweise entstehen bei der Verstoffwechselung von Aspartam in seine drei Grundsubstanzen Phenylalanin, Asparaginsäure und den Alkohol Methanol im Körper gefährliche Nervengifte, die u. a. zu Gedächtnisverlust, Depressionen, Schlaflosigkeit, Blindheit oder auch dem Verlust des Hörvermögens führen sowie Gehirntumore, Epilepsie, Parkinson oder Alzheimer auslösen oder verstärken können. Bekannt und gesichert ist aber lediglich, dass Menschen mit der angeborenen Stoffwechselkrankheit Phenylketonurie (PKU) Aspartam aufgrund des enthaltenen Phenylalanins unbedingt meiden müssen.

Asparaginsäure ist eine natürlich vorkommende Säure, die auch in Hülsenfrüchten und Spargel zu finden ist. Sie zählt zu einem der häufigsten Botenstoffe im Gehirn. Laut amerikanischen Forschern soll Asparaginsäure in freier Form und in zu hohen Mengen im Gehirn jedoch mehr schaden als nutzen und Nervenzellen abtöten. Europäische Wissenschaftler sind dagegen der Meinung, dass die Nebenwirkungen von Aspartam eher auf Phenylalanin als auf Asparaginsäure zurückzuführen sind.

Laut dem Bundesinstitut für Risikobewertung und aller europäischen Fachgesellschaften sind sogar die benannten Folgeschäden nicht eindeutig belegt – ein äußerst umstrittenes Thema also. Was tun bei dieser verwirrenden Datenlage?

> **!**
>
> Süßen Sie Ihre Speisen mit natürlichen Süßungsmitteln wie geringen Zuckermengen, Obst, Honig oder Sirup.

Süßstoffe sind (bis auf wenige Ausnahmen) generell synthetisch hergestellte Substanzen, die unser Körper nicht benötigt. Und es gibt tatsächliche, wenn auch umstrittene Hinweise auf negative, krankmachende Wirkungen. Somit rate ich von dem regelmäßigen Verzehr von Aspartam auf jeden Fall ab. Auch die Tatsache, dass für Süßstoffe Höchstaufnahmemengen festgelegt werden müssen, sollte uns zu denken geben. Bei Kindern wird von der Einnahme sogar auch in Europa ganz offiziell abgeraten. Es ist ganz einfach: Süßen Sie Ihre Speisen lieber mit natürlichen Süßungsmitteln wie geringen Zuckermengen, Obst, Honig oder Sirup (z. B. Agavendicksaft, Ahornsirup oder Dattelsirup).

Aluminium

Aluminium ist nach Sauerstoff und Silizium das dritthäufigste Element in der Erdkruste. Das Metall kommt quasi überall in der Natur vor. Wir nehmen es ständig mit der Nahrung, dem Trinkwasser und der Luft auf. Hauptquellen für Aluminium aus der Nahrung sind Tee, Kaffee, Kakao und Schokolade, Salat, Hülsenfrüchte und Getreide.

Aber auch in der Lebensmittel-, Kosmetik- und Pharmaindustrie findet Aluminium in zahlreichen Produkten Verwendung und ist damit allgegenwärtig. Wir finden es im Salz, in der Lauge von Laugengebäck, vielen Farb- und Aromastoffen, Trennmitteln, Stabilisatoren, Backmischungen, Süßigkeiten, Kochgeschirr, Behältern und Haushaltsfolien sowie Deodorants und Kosmetika. Auch einige Arzneimittel enthalten das Metall, vor allem magensäurebindende Präparate (Antazida), die gerne bei Sodbrennen eingesetzt werden.

Wird Aluminium in zu großen Mengen aufgenommen, kann es für den Körper giftig sein. Zahlreiche Studien weisen darauf hin, dass Aluminium für das Sterben von Nervenzellen verantwortlich ist, den Ausbruch von Alzheimer begünstigen und sogar Brustkrebs auslösen kann. Des Weiteren ist bekannt, dass Aluminium:

- Entzündungen in den Nervenzellen fördert,
- die Bildung der typischen Beta-Amyloid-Plaques begünstigt,
- die Verklumpung von Faserstrukturen innerhalb von Nervenzellen fördert,
- die Funktion von Überträgerstoffen einschränkt und
- die Energieerzeugung herabsetzt.

Ob Aluminium für unseren Körper gefährlich wird oder nicht, hängt davon ab, in welcher Form und in welcher Dosis wir es aufnehmen. Als Aluminiumsalz, wie es beispielsweise in Deodorants vorkommt, ist es löslich und kann die Haut durchdringen. So kommt es bis in einzelne Zellen. Die Zellen sterben ab, wenn die Dosis zu hoch ist. Kommt das Metall als Aluminiumoxid vor, wie in Alufolie oder in Metallgeschirr, sind die Moleküle zu groß, um durch die Barriere der Haut zu gelangen. Alu anzufassen ist daher völlig harmlos. Problematisch wird es allerdings, wenn Sie stark salz- oder säurehaltige Lebensmittel (Essiggurken, Tomaten, etc.) in Alufolie einpacken oder Aluschalen auf dem Grill verwenden! Durch die Säure und das Salz löst sich das Aluminium aus der Folie und kann ins Lebensmittel übergehen. Kommt Aluminium in Form von Aluminiumhydroxid vor, wie es in vielen Medikamenten verwendet wird, steht es sogar in Verdacht, demenzähnliche Zustände auszulösen.

> **!**
>
> Ob Aluminium für unseren Körper gefährlich wird oder nicht, hängt davon ab, in welcher Form und in welcher Dosis wir es aufnehmen.

    Studien zeigen, dass sich Aluminium gerne an Moleküle andockt, die für den Eisentransport zuständig sind. Diese Verbindung kann dann mühelos die Blut-Hirn-Schranke passieren und so das Aluminium quasi als blinden Passagier in die Nervenzellen und ins Gehirn transportieren. Ob dadurch jedoch Alzheimer ausgelöst wird, ist umstritten.

    Die eine Seite ist der Ansicht, dass die vorhandenen Beweise eindeutig sind und Aluminium definitiv als Alzheimer-Auslöser gilt. Andere Seiten, wie das Bundesinstitut für Risikobewertung oder die EFSA (Europäische Behörde für Lebensmittelsicherheit), halten sich mit einer verbindlichen Aussage eher zurück: Es sei unklar, ob das Aluminium allein der Auslöser für die Erkrankung ist oder ob die Demenz eher die Folgeerscheinung des durch Aluminium entzündeten Gewebes ist. Insgesamt ist das Gehirn bei allen Demenzerkrankungen ein Sammelbecken für vielerlei Ablagerungen, nicht ausschließlich Aluminium. Die Auslöser seien daher eher multifaktoriell. Die Forschung tappt hier noch im Dunkeln, da es noch viele offene Fragen gibt.

Fakt ist, dass Aluminium dem Gehirn und anderen Körperzellen eher schadet als guttut und wir daher bewusst aufpassen sollten, davon nicht zu viel aufzunehmen. Meiden Sie zu viele der ohnehin ungesunden industriell hergestellten Lebensmittel, die diverse Farbstoffe, Trennmittel oder Stabilisatoren enthalten, verwenden Sie zum Verpacken von säurehaltigen Lebensmitteln lieber wiederverwendbare Glas- oder Plastikbehälter und wählen Sie ein Deodorant ohne Aluminiumsalze.

> **!**
> Fakt ist, dass Aluminium dem Gehirn und anderen Körperzellen eher schadet als guttut.

Quecksilber

Quecksilber ist eine der giftigsten natürlich vorkommenden Substanzen und kann ein weiterer Alzheimer-Auslöser sein. Bei Raumtemperatur verdampft es und wird als Gas aufgenommen. So gelangt es über Nase und Blut direkt ins Gehirn. Quecksilber kann die Blut-Hirn-Schranke ungehindert passieren und wird innerhalb des Gehirns festgehalten. Dort kann es sich wie viele andere Stoffe auch über die gesamte Lebenszeit hinweg ansammeln.

Des Weiteren kann Quecksilber – ebenso wie ein Vitamin-B12-Mangel – den Abbau von Homocystein hemmen: Es gelangt über die Transportwege des Selens in das Gehirn und verdrängt das wichtige Spurenelement aus seinen funktionellen Verbindungen. Selen schützt u. a. das Gehirn vor oxidativen Schäden. Bei einem durch Quecksilber verursachten Selenmangel kann es zu vermehrter Plaquebildung und Schädigung der Neurofibrillen kommen. Festgestellt wurde dieser Zusammenhang bei Industriearbeitern, die häufig Quecksilber ausgesetzt sind, sowie Zahnärzten und Zahnarzthelferinnen.

Problematisch ist Quecksilber in Zahnfüllungen mit Amalgam. Amalgamfüllungen enthalten ca. 50 Prozent Quecksilber, und Menschen mit solchen Füllungen absorbieren ca. 1–22 µg (Mikrogramm) Quecksilber pro Tag. Das Meiste davon wird in den Körper und ins Gehirn aufgenommen und verbleibt dort. Weil Quecksilber nicht oder nur sehr gering abgebaut wird, erhöht es das Risiko für Folgeschäden signifikant.

Auch bestimmte Fischarten enthalten heutzutage leider viel Quecksilber. Vor allem im Thunfischfleisch reichert sich der toxische Stoff, bedingt durch die industrielle Verschmutzung der Meere, gern an. Quecksilberreiche Fische sind Thunfisch, Heilbutt und Buttermakrele, die daher eher nicht auf dem Speiseplan stehen sollten! Die wichtigste Prävention in Bezug auf Quecksilber ist es jedoch, alle noch vorhandenen Amalgamfüllungen in den Zähnen vom Zahnarzt austauschen zu lassen.

Glutamat

Glutaminsäure bzw. ihre Salze, die Glutamate, kommen natürlicherweise in vielen Lebensmitteln vor, z. B. in Käse oder Tomaten. Auch unser Körper bildet selbst täglich erhebliche Mengen dieser wichtigen Aminosäure. Natürliches freies Glutamat und das als Geschmacksverstärker eingesetzte Mononatriumglutamat werden vom menschlichen Körper gleich gut aufgenommen und verstoffwechselt. Die Aminosäure ist Ausgangsstoff körpereigener Proteine und spielt als Neurotransmitter (das sind Stoffe, die elektrische Reize von einer Nervenzelle zur anderen übertragen) im Gehirn eine wichtige Rolle. So ist Glutaminsäure u. a. an der Schmerzübertragung, am Körperwachstum, an der Gewichtsregulierung und der Appetitsteuerung beteiligt.

Die Zellen des Gehirns produzieren die benötigte Glutaminsäure selbst. Das über die Nahrung zugeführte Glutamat kann laut allgemeiner Forschungslage die Blut-Hirn-Schranke nicht passieren: Selbst bei einer glutaminsäurereichen Ernährung konnten bei gesunden Menschen keine erhöhten Konzentrationen im Gehirn festgestellt werden. Aufgrund dieser Datenlage geben verschiedene nationale und internationale Expertengremien Entwarnung: Ein schädlicher Einfluss von freiem Glutamat auf den Menschen sei nicht nachzuweisen, und der Einsatz als Geschmacksverstärker daher unbedenklich.

Kritiker sind da anderer Ansicht. Denn bei Erkrankungen wie Hirnhautentzündung, Alzheimer oder inneren Blutungen kann die Funktion der Blut-Hirn-Schranke gestört sein, so dass sie undicht und für Glutamat durchlässig wird, welches dann im Gehirn Zellen absterben lässt. Eine schädigende Wirkung trete allerdings nur auf, wenn extrem hohe Dosen auf die Gehirnzellen einwirkten. Aus diesem Grund wird Glutamat von kritischen Stimmen auch als Nervengift bezeichnet. Der Heidelberger Alzheimerforscher Professor Konrad Beyreuther hält somit einen Zusammenhang zu Krankheiten wie Alzheimer und Parkinson für zumindest möglich.

Lebensmittel mit dem höchsten Gehalt an Glutaminsäure sind Roquefortkäse mit 1280, Parmesan mit 1200, Sojasoße mit 1090, Pilze (Dose) mit 240 und Tomaten mit 140 mg pro 100 g. Zusätzlich kommen rund 10–20 g natürliches, an Proteine gebundenes Glutamat auf den Tisch, und etwa 50 g bildet der Körper täglich selbst. Je nach Verzehrgewohnheiten kann die Aufnahme an Glutamat bei einzelnen Personen allerdings deutlich höher liegen: Wer regelmäßig Brühwürfel, Hefeextrakte und Tütensuppen verwendet oder täglich Pizza und Kartoffelchips zu sich nimmt, kommt leicht auf Mengen über 1 g pro Tag. Aber selbst mit einer glutamatreichen Kost erreichen wir lediglich die Mengen, die in asiatischen Ländern üblich sind: Rund 1,2–1,7 g an Geschmacksverstärkern werden dort im Schnitt am Tag verspeist. Und von einer besonderen Häufung von Alzheimer oder

Parkinson in China oder Japan ist nichts bekannt, auch wenn die Erkrankungsrate dort wie in den westlichen Ländern ansteigt.

Bekannt ist, dass einzelne Personen sensibel auf Glutamat reagieren. Auch schwer Asthmakranke weisen möglicherweise eine besondere Glutamat-Empfindlichkeit auf. Ein gelegentlicher Verzehr von Fertigsuppen oder Kartoffelchips wird jedoch für glutamatunempfindliche Personen sicher keine Folgen haben.

Kindern und Jugendlichen wird allerdings von einer übermäßigen Zufuhr von Glutamat abgeraten, auch aus kulinarischen Gründen. Denn wer sich regelmäßig dem Einheitsgeschmack von Glutamat aussetzt, verliert die Sensibilität für das natürliche Aroma von Lebensmitteln. Zudem gilt der Geschmacksverstärker als Appetitanreger und trägt so möglicherweise zu Übergewicht bei. Bedenklich stimmen sollte Sie auch, dass sich die Glutamatproduktion und damit der Verzehr seit den 70er-Jahren verfünffacht haben!

> **!**
> Glutamat gilt als Appetitanreger und trägt möglicherweise zu Übergewicht bei.

Grundlagen einer gesunden und präventiv sinnvollen Ernährung

Sie wissen nun, dass es durchaus einen Zusammenhang zwischen Ernährung und Demenz gibt. Welche Schlüsse lassen sich daraus für den täglichen Speiseplan ziehen? Gibt es die ideale Ernährungsweise, um eine Demenz möglichst zu vermeiden? Im Folgenden beschreibe ich Ihnen verschiedene Ernährungsmodelle, mithilfe derer Sie das Beste für sich tun können.

Ausgewogen und vollwertig – die Ernährungspyramide

Die Ernährungspyramide ist ein wissenschaftlich fundiertes Modell, das anschaulich macht, welche Lebensmittel täglich in welchen Mengen gegessen werden sollten.

So funktioniert die Pyramide: Alle Lebensmittel werden acht verschiedenen Lebensmittelgruppen zugeordnet. Die richtige Verzehrmenge der einzelnen Lebensmittelgruppen funktioniert nach dem 6-5-4-3-2-1-Prinzip, von der Basis mit sechs Portionen Wasser bis zur Spitze mit einer Portion Extras pro Tag.

Das richtige Maß für die Portionsgrößen ist die eigene Hand. Große Hände – große Portion, kleine Hände – kleine Portion. Die verwendeten Farben erinnern an die einer Ampel – grüne Lebensmittel dürfen reichlich verzehrt werden, gelbe eher mäßig, und bei roten Lebensmitteln sollte man sehr sparsam sein.

Welche Informationen gibt uns die Pyramide?

In der Ernährungspyramide werden alle Lebensmittel acht verschiedenen Lebensmittelgruppen zugeordnet.

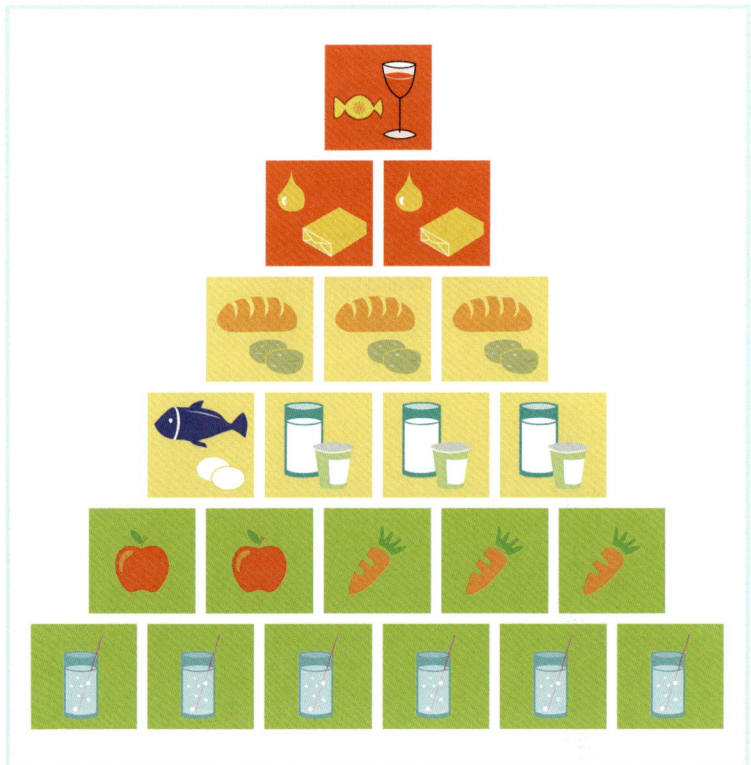

1. Trinken Sie täglich mindestens 1,5–2 Liter (= sechs Gläser à 250 ml) kalorienarme Flüssigkeit, also Wasser, ungezuckerte Früchte- oder Kräutertees. Ohne Wasser können unsere Zellen nicht richtig arbeiten und man fühlt sich müde.

2. Essen Sie täglich fünf Portionen Obst und Gemüse (zwei Portionen Obst sowie drei Portionen Gemüse, insgesamt ca. 600 g). Sie liefern Vitamine, Mineralstoffe und sekundäre Pflanzenstoffe.

3. Erlaubt sind drei Portionen Milch und Milchprodukte. Dies entspricht ca. einem Glas Milch oder 150 g Joghurt, zwei Scheiben fettarmem Käse (bis 30 % Fett i. Tr.) und 200 g Magerquark. Damit decken Sie Ihren Bedarf an Calcium und verschiedenen anderen Mineralstoffen, den Vitaminen A und D sowie Eiweiß. Höchstens einmal am Tag wird diese Reihe durch Fleisch, Wurst, Fisch oder Ei ergänzt. Einmal täglich wird empfohlen, maximal eine Portion mageres Fleisch, ein bis zwei Portionen magere Wurst oder Schinken (à 30 g) pro Woche sowie ein bis zwei Portionen Seefisch (z. B. Lachs, Makrele, Hering) zu verzehren. Maximal drei Eier pro Woche sind günstig. Fleisch und Fisch sind gute Quellen für Vitamin A, Vitamine der B-Gruppe (vor allem B12), Eisen, Zink, Selen und Folsäure.

4. Essen Sie täglich drei bis vier Portionen Brot, Getreide und Beilagen – zur Deckung des Kohlenhydrat- und Ballaststoffgehaltes.

5. Fette und Öle sollten sehr sparsam verwendet werden. Zwei Portionen Koch- und Streichfett sind zum Genießen und Verfeinern der Mahlzeiten erlaubt. Dies entspricht maximal 20 g Streichfett (Butter oder Margarine) sowie zwei Esslöffeln hochwertigem Pflanzenöl (Raps-, Oliven-, Nuss- oder Leinöl).

6. Einmal am Tag: Knabbereien, Süßigkeiten, Fettes, Salziges. Sie sind aufgrund der mangelnden Nährstoffe und dem hohen Zucker- und Fettgehalt nur zu besonderen Anlässen und nur in geringen Mengen erlaubt.

Essen und Trinken allein reicht jedoch für eine gesunde Lebensweise nicht aus. Zur Ernährungspyramide gehört daher auch Bewegung und eine aktive Freizeitgestaltung – mehr dazu auf S. 29.

Mittelmeerkost – einheitlich empfohlen

Das beste Beispiel für eine gesunde Ernährung zur Demenzprävention ist die traditionelle Küche des Mittelmeerraums, die mediterrane Kost. Sie ist in der offiziellen Leitlinie der Deutschen Gesellschaft für Ernährung (DGE) sogar die einzige Empfehlung zur Demenzprävention. Und da alles, was gut fürs Hirn ist, auch gut fürs Herz ist, steht die Mittelmeerkost auch zur Prävention vor Herz-Kreislauf-Erkrankungen auf der Liste weit oben.

!

Alles, was gut fürs Hirn ist, ist auch gut fürs Herz.

Zu den Eckpfeilern einer mediterranen Kost zählt vieles, das Sie bereits aus der Pyramide kennen:

- ein hoher Anteil an Obst, Gemüse und Salat (warmes Gemüse in wenig Wasser „al dente" garen oder in Wasserdampf dünsten)
- reichlich komplexe Kohlenhydrate (Hülsenfrüchte, Brot, Reis, Nudeln, Kartoffeln, Vollkorngetreide)
- ein moderater Anteil von Milchprodukten
- ein vergleichsweise niedriger Anteil von rotem Fleisch und Geflügel
- viel Fisch
- weniger tierische Fette (wie Butter und Sahne), dafür reichlich Olivenöl und Rapsöl bzw. daraus hergestellte Margarine
- viel frische Kräuter inklusive Knoblauch
- ab und zu (!) ein Glas Rotwein

Während einer Langzeitstudie über mehrere Jahre wurden in den USA über 2000 gesunde Personen auf ihre Ernährungsgewohnheiten hin beobachtet. Ergebnis: Je konsequenter diese Menschen eine traditionelle mediterrane Ernährungsweise praktizierten, desto niedriger war das Risiko, an Alzheimer-Demenz zu erkranken und desto langsamer ließen die kognitiven Leistungen nach. Betrachteten die Forscher allerdings lediglich den Verzehr von Einzelkomponenten wie Obst, Gemüse, Hülsenfrüchte oder Fisch, so fand sich keine Beziehung zwischen Ernährung und der Alzheimer-Demenz. Klar ist also, dass es nicht auf den Verzehr einzelner gesunder Lebensmittel ankommt, sondern auf deren ausgewogene Mischung!

Auch das Deutsche Institut für Demenzprävention (DIDP) empfiehlt, sich möglichst nahe an der Mittelmeerkost zu orientieren. Ich möchte jedoch immer wieder betonen: Zu einer gesunden Ernährung gehört auch immer ein aktiver Lebensstil mit viel körperlicher und geistiger Aktivität! Wir wissen noch nicht genau, um wie viele Jahre man mit diesem Lebensstil eine Demenz hinauszögern kann. Sie können jedoch davon ausgehen, dass viele Menschen, die sich an diese Ernährungsform halten, womöglich gar nicht erst an einer Demenz erkranken werden.

!

Das Deutsche Institut für Demenzprävention empfiehlt, sich an der Mittelmeerkost zu orientieren.

So gehen Sie auf Nummer sicher
Egal wie man es nennt, ob Ernährung nach der Ernährungspyramide oder Mittelmeerkost, es läuft letztendlich immer auf das Gleiche hinaus: Trinken Sie viel Wasser, wählen Sie viele pflanzliche Produkte aus der Natur, verwenden Sie wenig synthetische Zusatzstoffe und verzehren Sie wenig tierische Produkte!

Im Trend: die vegetarische/vegane Ernährung

Seit einiger Zeit entwickelt sich ein ganz spezieller Ernährungstrend: die vegane Ernährung. Früher eher als abseitig und extreme Ernährungsform verpönt, steigt heute die Zahl der vegan lebenden Menschen in Deutschland rapide an, ein Boom, der aus ökologischen, ethischen, sozialen und gesundheitlichen Gründen meines Erachtens in eine sehr positive Richtung läuft. Die

!

Die Zahl der vegan lebenden Menschen in Deutschland steigt rapide an.

zahlreichen Meldungen über die enormen Probleme der Massentierhaltung, das grausame Massentöten für den Fleischverzehr, die Kälbermast für die Milchproduktion sowie zahlreiche weitere ökologische Aspekte bewegen immer mehr Menschen dazu, sich für einen veganen Lebensstil zu entscheiden. Bei einer vegetarischen bzw. veganen Ernährung fallen die Lebensmittelgruppen Fleisch und Milchprodukte heraus. Diese werden dann u. a. durch mehr Hülsenfrüchte, Soja und Sojaprodukte, Nüsse und Samen ersetzt.

Durch eine vegetarische bzw. vegane Ernährungsweise setzen sich immer mehr Menschen mit ihrer Gesundheit und der Umwelt bewusst auseinander und setzen für sich und andere ein Zeichen. Auch die gesundheitlichen Aspekte einer veganen Ernährung sind absolut überzeugend. Denn wer sich vegan ernährt, neigt weniger zu Übergewicht, hat ein zu 50 Prozent geringeres Risiko für Diabetes und Bluthochdruck, ein zu 42 Prozent reduziertes Risiko für Herz-Kreislauf-Erkrankungen, ein reduziertes Risiko für Darmkrebs und leidet unter weniger psychischen Erkrankungen! Diese Zahlen stammen aus zwei aktuellen und groß angelegten Studien aus den USA, der Adventist Health Study und Adventist Health Study 2.

Vegan, aber richtig!
Wer sich dazu entschließt, vegan zu leben, sollte bedenken, dass eine vegane Ernährung unbedingt gut geplant sein muss! Es gibt ein paar kritische Nährstoffe, z. B. Vitamin B12 oder Vitamin D, die Sie unbedingt ergänzen müssen, um nicht an Mangelerscheinungen zu leiden. Wer diese eigenständige Ernährungsform jedoch richtig umsetzt, kann von all ihren Vorteilen profitieren.

Optimale Nährstoffversorgung ein Leben lang

Die Empfehlungen der Ernährungspyramide kommen nicht von ungefähr, denn der Körper wird dadurch mit den richtigen Nährstoffen in den richtigen Mengen versorgt. Im Nachfolgenden erhalten Sie eine Übersicht über die Nährstoffe, die sich hinter den Lebensmittelgruppen verbergen und so für Ihre körperlichen und geistigen Funktionen notwendig sind – das richtige Benzin also für unseren menschlichen Motor.

Eiweiß

Eiweiß (Protein) ist der Baustoff unseres Körpers, es wird daher auch gerne auch „Baustoff des Lebens" genannt. Proteine sind Bestandteil von Muskeln, Enzymen, Organen, Knochen, Haut und Haaren, Hormonen und Abwehrzellen. Sie sind allgegenwärtig und haben viele Aufgaben: U. a. steuern sie Auf-, Ab- und Umbauprozesse in den Zellen und transportieren im Blut den Blutfarbstoff Eisen, Fette und Abwehrstoffe. Eiweiß besteht aus Aminosäureketten. Es gibt insgesamt neun essenzielle, d. h. lebensnotwendige, Aminosäuren, die dem Körper täglich zugeführt werden müssen.

> **!**
>
> Es gibt neun essenzielle lebensnotwendige, Aminosäuren, die dem Körper täglich zugeführt werden müssen.

Auch wenn Eiweiß keine bevorzugte Energiequelle ist (es liefert ca. 4 kcal), sollte man immer darauf achten, sich eiweißreich zu ernähren. In der Regel sind wir alle ausreichend mit Eiweiß versorgt. Von der Deutschen Gesellschaft für Ernährung (DGE) wird empfohlen, 15 bis 20 Prozent des Gesamtenergiebedarfs über Proteine zu decken. Gute Eiweißquellen finden wir bei tierischen Produkten, aber ebenso bei pflanzlichen Produkten, so dass eine fleisch- und milcharme oder sogar vegane Ernährung kein Problem für die Eiweißversorgung darstellt. Im Gegenteil: Eine fleischreiche Ernährung führt häufig zu einer zu hohen Eiweißaufnahme, was dann wiederum den Körper in die ungünstige Lage einer Übersäuerung bringt.

Tierische Eiweißquellen sind Fleisch, Eier, Käse, Milchprodukte, zu den pflanzlichen Eiweißquellen zählen Getreide, Pseudogetreide (Amaranth, Hirse, Quinoa), Hülsenfrüchte (Erbsen, Linsen, Bohnen) und Sojaprodukte.

Kohlenhydrate und Ballaststoffe

Kohlenhydrate sind die wichtigsten Energielieferanten für unseren Körper. Gehirn und Muskeln sind auf die Energie aus Kohlenhydraten angewiesen. Der Körper verbrennt bevorzugt Kohlenhydrate, bevor er auf Eiweiß oder Fett zurückgreift. 1 g Kohlenhydrate liefert 4 kcal. 50 bis 60 Prozent der Gesamtenergie sollte man laut Empfehlung der DGE in Form von Kohlenhydraten zu sich nehmen.

Kohlenhydrate werden in Einfachzucker, Zweifachzucker und Mehrfachzucker eingeteilt. Je länger das Molekül ist, desto langsamer verwertet der Körper das Kohlenhydrat. Süßigkeiten, Marmelade, reife Früchte und süße Getränke enthalten überwiegend die Einfachzucker Glucose (Traubenzucker) und Fructose (Fruchtzucker) sowie den Zweifachzucker Saccharose (Rohr- oder Rübenzucker). Diese werden vom Körper sofort in Energie umgewandelt, ins Blut aufgenommen und lassen so den Blutzuckerspiegel sehr schnell ansteigen. Genauso schnell sinkt er aber auch wieder.

Brot, Nudeln, Reis oder Kartoffeln enthalten dagegen reichlich Stärke, die aus vielen Zuckerbausteinen, also Mehrfachzuckern, besteht. Diese Lebensmittel verwertet der Körper langsamer, die Energie wird gleichmäßig ans Blut abgegeben und der Blutzuckerspiegel steigt langsam an – er liefert Energie, ohne den Körper zu belasten.

Ballaststoffe sind eine Sonderform der Kohlenhydrate. Das sind unverdauliche Nahrungsbestandteile, die wir in Obst, vor allem in Beeren, in Gemüse, Vollkorngetreideprodukten (Vollkornnudeln, Naturreis) und Hülsenfrüchten finden. Ballaststoffe

!

So schnell der Blutzuckerspiegel ansteigt, so schnell sinkt er nach dem Verzehr von Süßigkeiten auch wieder.

machen lange satt, regen die Verdauung an und unterstützen damit die natürliche und gesunde Darmfunktion.

Fette

Fette benötigt der Körper in erste Linie als Energiespender. Sie liefern mit 9 kcal/g die meiste Energie. Die DGE empfiehlt, 25 bis 30 Prozent der Gesamtenergie in Form von Fetten zu sich zu nehmen. Dieser Wert wird jedoch häufig deutlich überschritten, weshalb Fett einen eher schlechten Ruf besitzt. Fette besitzen aber auch sehr wichtige Aufgaben. Sie sind Bausubstanz für Körperzellen, Träger von fettlöslichen Vitaminen (A, D, E, K), liefern wertvolle Fettsäuren und sind Geschmacksträger.

> **!**
>
> Fette liefern mit 9 kcal pro Gramm die meiste Energie.

Fette bestehen aus Fettsäuren, die wiederum aus Ketten von Kohlenstoffatomen bestehen. Man unterscheidet diese nach dem Grad ihrer sogenannten Sättigung: Es gibt gesättigte, einfach ungesättigte sowie mehrfach ungesättigte Fettsäuren. Diese lassen sich wiederum unterteilen. Diese vielfachen Unterteilungen helfen etwas dabei, die Wirkweise der einzelnen Fette auf den Körper besser zu verstehen, wie Sie nachfolgend sehen werden.

Gesättigte Fettsäuren: Die gesättigten Fettsäuren werden unterschieden in

- langkettige (LCSFA),
- mittelkettige (MCT) und
- kurzkettige Fettsäuren (SCFA).

Die langkettigen Fettsäuren sind eher ungesunde Fette, die nur sehr sparsam verwendet werden sollten. Sie erhöhen die Blutfette, vor allem das schädliche LDL, was langfristig zu Arteriosklerose führen kann. Sie sind enthalten in tierischen Fetten wie Wurst, Fleisch, Butter, Milch und Milchprodukten.

Ein Beispiel für eine mittelkettige Fettsäure ist Kokosöl, eine kurzkettige Fettsäure ist z. B. Butter (Buttersäure in Milchfett). Der große Unterschied bezüglich dieser Längen ist, dass die kurzkettigen und die mittelkettigen Fettsäuren bei der Verdauung di-

!

Kokosöl hat eine besondere Bedeutung für die Energiegewinnung im Gehirn.

rekt vom Körper aufgenommen werden. Die Verdauung, Verarbeitung oder Speicherung bedarf keinerlei Energie. Dies hat bestimmte Vorteile. Kokosöl hat eine besondere Bedeutung für die Energiegewinnung im Gehirn. Im Kapitel „Brainfood" auf S. 69 können Sie sich dazu näher informieren.

Ungesättigte Fettsäuren: Die ungesättigten Fettsäuren verfügen über sehr positive Eigenschaften. Sie können u. a. den Blutcholesterinspiegel senken, was wiederum das Risiko für Herz-Kreislauf-Erkrankungen senkt.

Ungesättigte Fettsäuren finden wir in allen pflanzlichen Ölen (Leinöl, Rapsöl, Olivenöl, Sonnenblumenöl, Distelöl, Kürbiskernöl usw.), Samen und Nüssen sowie in fettem Seefisch wie Lachs, Makrele oder Hering.

Der Vollständigkeit halber führe ich die Transfettsäuren, die auch zu den ungesättigten Fettsäuren gehören, an dieser Stelle mit an. Wie Sie ja bereits gelesen haben (siehe S. 34), stehen diese Fette in engem Zusammenhang mit dem Demenzrisiko und sollten unbedingt weitgehend gemieden werden!

Im Focus: Omega-3- und Omega-6-Fettsäuren: Omega-3-Fettsäuren haben in den letzten Jahren viel Beachtung erfahren, denn gerade diese Fettsäuren sind dafür bekannt, kognitive Leistungen deutlich zu verbessern. Wissenschaftler gehen davon aus, dass in Omega-3-Fettsäuren eine Substanz enthalten ist, welche die Flexibilität von Zellmembranen erhöht und somit die Lernfähigkeit fördert.

Welche Funktionen haben Omega-3-Fettsäuren? Sie werden nahezu überall im Körper gebraucht, wie beispielsweise für die Produktion von Hormonen, die Eiweißsynthese, den Zellstoffwechsel, die Versorgung der Gelenke mit Schmierstoffen oder die Vermeidung von Entzündungen, um nur ein paar zu nennen. Vor allem Kinder benötigen ausreichend Omega-3-Fettsäuren.

!

Omega-3-Fettsäuren werden nahezu überall im Körper gebraucht.

Eine besonders wertvolle Omega-3-Fettsäure ist die sogenannte Docosahexaensäure, kurz DHA. DHA hat wichtige Stoffwechselfunktionen inne: als Fettsäurekomponente von Phospholipiden, dem Hauptbestandteil aller Zellmembranen, also auch von Nervenzellen. So findet sich DHA insbesondere im Gehirn und in der Netzhaut: Bis zu 97 Prozent der Omega-3-Fettsäuren des Gehirns und bis zu 93 Prozent der Omega-3-Fettsäuren in der Netzhaut bestehen aus DHA.

Insgesamt besteht unser Gehirn aus ca. 60 Prozent Fetten, von denen die Hälfte DHA ausmacht. Dieser hohe DHA-Anteil in unserem Gehirn ist Voraussetzung für eine schnelle Impulsübertragung im zentralen Nervensystem. DHA ist auch in der Lage, Blutdruck und Herzfrequenz zu senken. Ein Mangel an Omega-3-Fettsäuren ist mit einem erhöhten Risiko für Herz-Kreislauf-Erkrankungen, entzündungsassoziierten Erkrankungen und neurologischen Störungen verbunden.

Man benötigt nur kleine Mengen, um die volle Schutzwirkung der DHA auskosten zu können. 100 g Lachs beispielsweise enthalten 1–2 g DHA, was laut den Empfehlungen das Gehirn ausreichend versorgt.

Auch Wildfleisch ist eine gute Omega-3-Fettsäurenquelle. Wild hat die Fähigkeit, Omega-3-Fettsäuren im Muskelfleisch anzureichern, und ist daher ähnlich positiv wie Fisch anzusehen. Doch nicht nur Lachs und Wild sind gute Quellen für DHA. Da der Mensch in der Lage ist, DHA aus der in Pflanzenölen enthaltenen alpha-Linolensäure selbst zu synthetisieren, ist auch auf pflanzlichem Wege eine Versorgung möglich.

Im direkten Zusammenhang mit Omega-3-Fettsäuren stehen die Omega-6-Fettsäuren. Beide Fettsäuren interagieren stets miteinander. Besonders wichtig ist es, ein Gleichgewicht zwischen Omega-3 und Omega-6 herzustellen, denn das Verhältnis zwischen Omega-3 und Omega-6-Fettsäuren ist entscheidend, ob eine Synthese zu DHA stattfinden kann. Dieses Verhältnis sollte

! Omega-3-Fettsäuren und Omega-6-Fettsäuren interagieren miteinander.

wünschenswerterweise bei 5:1 (Omega-6 : Omega-3) sein. Ist der Anteil an Omega-6-Fettsäuren höher, kann dies die positiven Effekte der anderen Fette wieder aufheben.

Omega-6-Fettsäuren finden wir in erster Linie in Sonnenblumenöl, Erdnussöl, Maiskeimöl, Weizenkeimöl und Sojaöl. Interessanterweise sind dies alles Öle, die einerseits bei der Herstellung stark erhitzt und verarbeitet werden und andererseits, weil billig, gerne von der Industrie genutzt werden, um sämtliche verarbeiteten Lebensmittel, Backwaren und Frittiertes damit herzustellen. Meine Empfehlung:

- Essen Sie 1–2 x pro Woche ca. 100–150 g fettreichen Seefisch, wie Lachs, Makrele oder Hering und Heilbutt.
- Verzehren Sie ab und zu Wildfleisch.
- Nutzen Sie pflanzliche Quellen für alpha-Linolensäure, wie Chiasamen, (geschrotete) Leinsamen, Leinöl, Hanfsamen und Hanföl, Walnüsse und Walnussöl, Rapsöl, Olivenöl.
- Verwenden Sie weniger Omega-6-Fettsäuren (z. B. weniger Maiskeimöl und Sonnenblumenöl) und weniger damit verarbeitete Fertigprodukte.
- Ergänzen Sie Ihre Nahrung ggf. mit Omega-3-Kapseln ab dem 60. Lebensjahr (in Absprache mit Ihrem Arzt oder Ernährungstherapeuten).
- Wählen Sie Algenölkapseln als vegetarische bzw. vegane Alternative zu Fisch.

Die wichtigsten Vitamine

In Hinblick auf das Demenzrisiko sind besonders die Nährstoffe Vitamin B1 (Thiamin), Vitamin B3 (Niacin), Vitamin B12, Vitamin D und Folsäure zu betrachten. Einige Demenzformen entstehen sogar durch einen Mangel an diesen Nährstoffen und können in der Regel rückgängig gemacht werden.

Die Verlockung mag nun groß sein, sich vorbeugend mit diesen Nährstoffen durch Nahrungsergänzung in hohen Mengen zu versorgen. Davon wird jedoch unbedingt abgeraten! Denn zu hohe Dosen an Vitaminen können auch gefährlich werden. Die Einnahme von mehr als 400 mg Vitamin E beispielsweise kann zu Hirnblutungen führen, Vitamin C über 2 g täglich kann bei eingeschränkter Nierenfunktion zur Bildung von Nierensteinen führen.

> **!**
>
> Zu hohe Dosen an Vitaminen können auch gefährlich werden!

Den Verlauf einer bereits bestehenden Demenz anderer Ursache können hohe Vitamingaben leider nicht oder nur in sehr geringem Maße beeinflussen. Die beste Prävention ist daher, sich im Rahmen einer gesunden, mediterranen Ernährung mit diesen und allen anderen Nährstoffen ausreichend zu versorgen.

Vitamin B1: Vitamin B1 (Thiamin) ist ein lebenswichtiges Coenzym und verantwortlich für die Energiegewinnung aus Kohlenhydraten. Außerdem ist es an der Übermittlung von Nervenimpulsen ans Gehirn beteiligt. Logisch also, dass bei einem Thiaminmangel diese Nervenimpulsübertragung nicht mehr reibungslos funktionieren kann.

Thiamin stärkt die Konzentration, das Gedächtnis und die gesamte körperliche Konstitution. Da unser Körper Thiamin nicht in großen Mengen speichern kann, ist eine regelmäßige Aufnahme unerlässlich. Die empfohlene Tagesdosis liegt bei 1,0–1,3 mg.

Thiamin ist in fast allen tierischen und pflanzlichen Lebensmitteln enthalten – leider oft nicht in nennenswerten Mengen. Die wichtigsten Quellen sind Getreideprodukte, vor allem Vollkornprodukte, Haferflocken, Kleie sowie Hülsenfrüchte, Nüsse und Samen (etwa Sonnenblumenkerne oder Sesam), auch mageres Schweinefleisch, Innereien und Hefe.

Ein empfindliches Vitamin
Thiamin ist sehr hitze- und lichtempfindlich und wasserlöslich! Waschen Sie Kartoffeln und Gemüse daher nur kurz unter fließendem Wasser und garen Sie sie in wenig Wasser.

Vitamin B3: Vitamin B3 wird auch als Niacin oder Nicotinsäure bezeichnet. Niacin hat viele Aufgaben im Gehirn. Es ist etwa an der Bildung von Botenstoffen beteiligt, die Informationen von Nervenzelle zu Nervenzelle transportieren. Weitere Aufgaben sind die Energieversorgung des Körpers durch eine Beteiligung am Eiweiß-, Fett- und Kohlenhydratstoffwechsel. Auch bei der Regeneration der Muskeln, der Nerven, unserer Erbsubstanz (DNA) und der Haut spielt Niacin eine Rolle.

Da Niacin nicht nur durch viele Lebensmittel aufgenommen, sondern auch aus der Aminosäure Tryptophan gebildet werden kann, ist ein Mangel relativ selten. Die empfohlene Tagesdosis beträgt 15 mg.

Natürliche Lieferanten sind Geflügel, Wild, Fisch, Pilze, Milchprodukte und Eier. Auch Leber, Kaffee, Cashewnüsse, Vollkornprodukte, verschiedenes Gemüse und Obst enthalten Niacin. Veganer können ihren Bedarf beispielsweise aus Erdnüssen, Weizenkleie, Datteln, Champignons, Bierhefe, getrockneten Aprikosen und Hülsenfrüchten decken.

Vitamin B12: Vitamin B12 ist beteiligt an der Bildung unserer DNA, der Bildung roter Blutkörperchen und der Schleimhäute sowie an der Aufnahme der Folsäure in die Zellen. Die für das Gehirn wichtigste Funktion ist die Beteiligung an der Bildung der Hüllen der Nervenfasern: Die Nervenfaser wird von der sogenannten Markscheide (Myelinscheide), einer mehrschichtigen Struktur, spiralförmig umschlossen, etwa so, wie eine Rolle Tesafilm das Plastiröllchen umschließt, auf dem es aufgewickelt ist. Bei einem Vitamin-B12-Mangel können irreparable Schäden an den Nervenfasern im Gehirn entstehen.

Die Leber kann Vitamin B12 sehr gut speichern. Diese Speicher reichen normalerweise für fünf bis zehn Jahre aus. Somit muss keine tägliche Aufnahme erfolgen. Mangelerscheinungen können dadurch jedoch oft erst Jahre später auftreten! Da Vitamin B12 nahezu ausschließlich in tierischen Produkten zu finden ist, kann ein Mangel z. B. durch eine schlecht geplante vegane Ernährung oder eine bestehende Unterernährung erfolgen. Meist liegt ein Mangel jedoch vor, wenn die Aufnahme des Vitamins im Dünndarm gestört ist. Das ist der Fall, wenn der sogenannte Intrinsic Factor fehlt, der bei gesunden Personen in der Magenschleimhaut gebildet wird. Der Intrinsic Factor ist notwendig für die Absorption des Vitamin B12. Kann dieser nicht mehr gebildet werden, z. B. aufgrund einer Magenentfernung, eines Tumors oder einer chronischen Magenschleimhautentzündung, kann das Vitamin nicht mehr aus der Nahrung aufgenommen werden.

Auch aufgrund der Einnahme bestimmter Medikamente können insbesondere ältere Menschen an einem Vitamin-B12-Mangel leiden, da der erhöhte Bedarf mit der Nahrung nicht gedeckt werden kann. Ca. 20 Prozent aller älteren Menschen haben einen Vitamin-B12-Mangel!

> **!**
> Ca. 20 Prozent aller älteren Menschen haben einen Vitamin-B12-Mangel!

Mangelerscheinungen können sich anfangs in Anämien, Schwäche, Blässe, Müdigkeit, Konzentrationsstörungen und Gedächtnisstörungen bemerkbar machen. Auch Demenz, depressive Verstimmungen, Psychosen, neurologische Ausfallerscheinungen mit Muskelschwächen und Gangstörungen sind auf einen B12-Mangel rückführbar. Manche der Symptome sind irreversibel! Die empfohlene Tagesdosis beträgt 3,00 µg.

Die besten Vitamin-B12-Quellen sind tierischen Ursprungs, also Fleisch, Leber, Fisch, Milchprodukte, Eier, auch Austern. Pflanzliche Lebensmittel enthalten von Natur aus eher vernachlässigbare Mengen an Vitamin B12. Vegetarische Vitamin-B12-Quellen sind Milchprodukte, Eier und angereicherter Multivitaminsaft.

Veganer sollten unbedingt darauf achten, B12-angereicherte Lebensmittel sowie mit Vitamin B12 angereicherte Zahnpasta oder Nahrungsergänzungsmittel zu verwenden. In diesem Falle sollte der B12-Spiegel sowie der Holo-Transcobalamin-Spiegel (die aktive Form von Vitamin B12) regelmäßig durch Blutuntersuchungen kontrolliert werden.

Folsäure: Folsäure gehört auch zur B-Gruppe. Es ist notwendig für die Vorgänge der Zellteilung und der Zellneubildung. Deshalb spielt Folsäure von Beginn des Lebens an eine bedeutende Rolle. Folsäure arbeitet aktiv mit Vitamin B12 zusammen, denn B12 aktiviert die Wirkung der Folsäure im Körper. Ein Vitamin B12-Mangel führt damit auch zu einem indirekten Folsäuremangel.

Auch spielen Folsäure und Vitamin B12 beim Abbau der schädlichen Aminosäure Homocystein zu Methionin gemeinsam eine wichtige Rolle. Empfohlener Tagesbedarf: 400 µg.

Gute Folsäurequellen sind Weizenkeime, Weizenkleie, rote Bohnen, Spinat, Kohl, Gurken, Tomaten, Brokkoli, Kartoffeln, Kalbsleber, rote Bete.

Sensible Folsäure

Folsäure ist wasserlöslich, licht- und hitzeempfindlich. Bei der Lebensmittelzubereitung können 50 bis 70 Prozent des Folsäuregehaltes der Lebensmittel verloren gehen. Essen Sie deshalb regelmäßig einen Teil des Gemüses roh, den anderen Teil schonend gegart.

!

Vitamin D ist unentbehrlich für die Calciumaufnahme aus der Nahrung.

Vitamin D: Vitamin D ist unentbehrlich für die Calciumaufnahme aus der Nahrung. Bei einem zu geringen Vitamin-D-Spiegel wird das Calcium aus den Knochen herausgelöst; im Gegensatz dazu wird bei guter Vitamin-D-Zufuhr der Knochenaufbau stimuliert.

Ein guter Vitamin-D-Spiegel kann Tumorwachstum hemmen und vor zahlreichen Erkrankungen schützen. Dazu zählen Diabetes Typ 1, Multiple Sklerose, Bluthochdruck, Herz-Kreislauf-Erkrankungen und chronisch entzündliche Darmerkrankungen.

Darüber hinaus wurde in England im Sommer 2014 eine Studie veröffentlicht, laut derer es einen Zusammenhang zwischen einem Vitamin-D-Mangel und dem Risiko, an Demenz zu erkranken, geben soll. Demnach hatten Senioren mit niedrigen Vitamin-D-Konzentrationen ein zweifach erhöhtes Risiko, an einer Demenz oder einem Morbus Alzheimer zu erkranken. Dies muss allerdings nicht bedeuten, dass eine Substitution vor einer Altersdemenz schützt.

Wie ein Vitamin-D-Mangel die Gedächtniszentren des Gehirns schädigen könnte, ist nicht genau bekannt. Viele Hirnzellen haben wohl Rezeptoren für Vitamin D3. Auch das Enzym 1a-Hydroxylase, welches für die Synthese der bioaktiven Form des Vitamins benötigt wird, ist wohl im Gehirn verbreitet. Vitamin D wird auch von Makrophagen benötigt, die im Gehirn für die Beseitigung der Amyloidablagerungen zuständig sind.

Vitamin D ist das einzige Vitamin, das der Körper mithilfe des Sonnenlichts selber herstellen kann. Vitamin D wird daher auch unser „Sonnenvitamin" genannt. Die Vitaminsynthese im Körper funktioniert jedoch nur in den Sommermonaten zwischen März und Oktober. Im Winter oder bei trübem Wetter kann der Körper Vitamin D nicht produzieren, und es kann zu diversen Mangelerscheinungen wie Müdigkeit, Konzentrationsproblemen oder Abgeschlagenheit kommen. Um auch im Winter genügend Vitamin D zu tanken, wird empfohlen, sich täglich je nach Hauttyp 15 bis 30 Minuten während der Mittagszeit bei klarem Himmel im Freien aufzuhalten. Gesicht, Hände und Unterarme reichen (ohne Sonnencreme) zur Aufnahme der UV-B-Strahlung aus.

Problematisch ist die Vitamin-D-Versorgung in dieser Jahreszeit auch deshalb, da wir nur sehr wenige Lebensmittel haben, die Vitamin D in natürlicher Form enthalten. Dazu zählen neben verschiedenen Pilzarten (Steinpilze, Echter Pfifferling, Champignons) und fettreichem Seefisch (Hering, Lachs, Makrele) noch

!

Kann der Bedarf an Vitamin D insgesamt nicht gedeckt werden, sollten Nahrungsergänzungsmittel eingesetzt werden.

Avocado, Hühnereier und Schmelzkäse. Die enthaltenden Vitaminmengen sind jedoch sehr gering. Um den Tagesbedarf von 20 µg zu decken, müsste man täglich 150 g Avocado oder 300 g Champignons essen. Eine zusätzliche Möglichkeit zur Versorgung ist die Aufnahme über angereicherte Lebensmittel (z. B. angereicherte Sojamilch, Frühstückscerealien, Orangensaft). Kann der Bedarf insgesamt nicht gedeckt werden, sollten Nahrungsergänzungsmittel eingesetzt werden.

Vitamin B6: Vitamin B6 (Pyridoxin) ist unerlässlich für die Bildung von Vitamin B3 (Niacin) und für die Erhaltung eines normalen Blutzuckerspiegels und spielt eine entscheidende Rolle im Fettstoffwechsel: Es ist hier wichtig für die Synthese von Fetten, die die Markscheide (Myelinscheide) für den Schutz des Nervenmarks bilden. Des Weiteren ist es an der Bildung verschiedener Neurotransmitter (Botenstoffe) beteiligt, u. a. Serotonin, Dopamin, Norepinephrin. Zusammen mit Vitamin B12 und Folsäure unterstützt es den Abbau von Homocystein im Blut. Der empfohlene Tagesbedarf liegt bei 1,6–1,8 mg.

Vitamin B6 kommt in fast allen Lebensmitteln vor, daher ist ein Mangel relativ selten. Hühner- und Schweinefleisch, Forelle, Vollkornprodukte, Bierhefe, Weizenkeime, Kartoffeln, aber auch Kohlgemüse, Linsen, grüne Bohnen und Bananen enthalten das Vitamin reichlich. Manche Medikamente (z. B. zur Behandlung von Epilepsie oder Tuberkulose) können den Bedarf an Vitamin B6 erhöhen.

Vitamin E und Vitamin C: Bei Alzheimer-Patienten wird oft ein Vitamin-E- und Vitamin-C-Mangel festgestellt, somit wirken diese beiden Vitamine bei der Prävention auch zusammen. Beide haben eine wichtige antioxidative Wirkung!

Vitamin E ist das wichtigste fettlösliche Antioxidans: Es schützt die fettähnlichen Strukturen der Zellmembranen vor dem Einfluss der freien Radikalen, die unsere Zellen durch Oxidation zerstören können. Auch schützt es oxidationsempfindliche

Stoffe und Strukturen im Körper, wie mehrfach ungesättigte Fettsäuren, Hormone der Hirnanhangdrüse (Hypophyse), der Nebennieren sowie verschiedene Nährstoffe (Vitamin A und einzelne B-Vitamine).

Eine ausreichende Versorgung mit Vitamin E hilft gegen vorzeitige Alterung. Denn Vitamin E schützt die Zellen und verringert die Schäden durch ständigen Oxidationsstress. Besonders wirksam ist es in der Vorbeugung gegen allgemeine, vorzeitige Alterserscheinungen wie Hautalterung, Altersflecken oder nachlassende Knochendichte, die auf schädliche Umwelteinflüsse zurückzuführen sind. Der empfohlene Tagesbedarf liegt für Frauen bei 95 mg, für Männer bei 110 mg.

> **!**
> Eine ausreichende Versorgung mit Vitamin E hilft gegen vorzeitige Alterung.

Gute Quellen sind Sonnenblumensamen, Olivenöl, Rapsöl, Weizenkeime, Süßkartoffeln, Distelöl, Haselnüsse, Mandeln, aber auch Gemüsesorten wie Paprika, Wirsing, Spargel, Grünkohl, Rot- und Weißkohl, Spinat, Kürbis oder Pastinake.

Vitamin C gehört zu den wichtigsten wasserlöslichen Antioxidanzien. Es ist beteiligt an verschiedenen Antioxidationsprozessen im Körper, am Cholesterinabbau, der Entgiftung der Leber und der Förderung der Eisenaufnahme aus der Nahrung. Es bildet Hormone, kräftigt das Bindegewebe, schützt die Gefäße und vieles mehr! Der empfohlene Tagesbedarf beträgt 500 mg.

Quellen sind Goji-Beeren, Acerolabeeren, Hagebutten, Sanddornbeeren, Papaya, Orange, Grapefruit, Kiwi, Brokkoli, Paprikaschote gelb und grün, Rosenkohl, Kartoffeln, Petersilie. Ein Tipp: Richten Sie Ihren Salat mit einem guten pflanzlichen Öl und Zitronensaft an und dekorieren ihn mit Vitamin-E-haltigen Nüssen.

Mineralstoffe

Selen und Magnesium: Diese beiden Mineralstoffe sind antioxidativ wirksam, d. h., sie können Alterungsprozesse verzögern. Ein Mangel an Selen (und auch Vitamin C) kann zudem einen Mangel an Vitamin E nach sich ziehen. Selen und Vitamin C können nämlich oxidiertes Vitamin E regenerieren und für die Wiederverwendung in der Zelle zur Verfügung stellen.

Gute Selenquellen sind Fisch (Hering, Sardine), Fleisch (Rind, Schwein), Getreide, Nüsse und Hülsenfrüchte. Gute Magnesiumquellen sind Bananen, Kürbiskerne, Sonnenblumenkerne, Amaranth, Quinoa, Sesam, Hülsenfrüchte oder Couscous.

Zink und Kupfer: Sie sind an der Herstellung der Enzyme beteiligt, die zur Abwehr freier Radikale notwendig sind. Kupfer hilft zudem, die schützenden Myelinschichten rund um die Nervenfasern zu bilden.

Gute Zinkquellen sind Sojaprodukte, Hülsenfrüchte (gelbe Linsen, weiße Bohnen), Mais, Haferflocken, Amaranth, Quinoa, Käse, Kakao, Nüsse, Sesam, Sonnenblumenkerne. Kupfer findet sich in Hülsenfrüchten (Linsen, Erbsen, Bohnen), Nüssen, Käse, getrockneten Früchten (Aprikosen, Pflaumen, Pfirsichen), Austern, Krebsen und Hummer.

Die zwei Seiten von Zink

Zink ist nicht nur ein Antioxidans. Es soll auch die Bildung der Plaques im Gehirn verhindern. Anderen Hinweise zufolge soll jedoch ein Zuviel an Zink Alzheimer fördern – von der Einnahme von Zink in Tablettenform wird daher abgeraten!

!

Bei Menschen haben sekundäre Pflanzenstoffe gesundheitsfördernde Wirkung, besonders auf die Verbesserung der Immunfunktion.

Sekundäre Pflanzenstoffe – Medizin aus der Natur

Sekundäre Pflanzenstoffe, auch Phytamine genannt, sind die Farb-, Geruchs- und Geschmacksstoffe pflanzlicher Lebensmittel. Die Pflanze bildet diese Substanzen, um sich vor natürlichen Feinden wie Insekten, Bakterien oder Pilzen zu schützen. Auch bei Menschen haben sie gesundheitsfördernde Wirkung auf den Organismus, allen voran auf die Verbesserung der Immunfunktion.

Heute sind weit mehr als 60.000 verschiedene sekundäre Pflanzenstoffe bekannt, ca. 10.000 davon sind für die menschliche Ernährung von Nutzen. Die folgende Tabelle gibt Ihnen eine Übersicht über ein paar der wichtigsten und bekanntesten sekundären Pflanzenstoffe und deren Wirkung.

SEKUNDÄRE PFLANZENSTOFFE	HIERIN ENTHALTEN:	IHRE GESUNDHEITLICHE WIRKUNG:
Flavonoide	Zwiebel, Apfel, Beeren, Soja, Grapefruit, schwarzer und grüner Tee u. a.	wirken antioxidativ und krebsvorbeugend, schützen vor Herzinfarkt und Schlaganfall, sind blutdrucksenkend, antibakteriell, entzündungshemmend und gut für das Gehirn
Phytosterine	Sonnenblumenkerne, Hülsenfrüchte, Nüsse, Kakaobutter, Olivenöl, Sojabohnen, Weizenkeime, Sesam	senken den Cholesterinspiegel im Blut
Phenolsäuren	Nüsse, Vollkornprodukte, Tee, Kaffee, Weißwein	sind antioxidativ, krebsvorbeugend
Sulfide	Knoblauch, Zwiebel, Lauch, Schnittlauch	senken den Blutdruck, sind krebsvorbeugend und antibakteriell, beugen Thrombosen und hohen Cholesterinwerten vor
Carotinoide	Karotten, Paprika, Spinat, Grünkohl, Tomaten, Melonen, Marillen, Kürbis, Grapefruit	fördern das Immunsystem, schützen vor Augenerkrankungen, wirken krebsvorbeugend, antioxidativ, entzündungshemmend, sind gut für Herz und Gefäße

Die Pharmaindustrie versucht natürlich, diese Nährstoffe in Pillenform zu entwickeln. Doch sie wird sich damit schwertun. Verantwortlich für die positive Wirkung dieser Substanzen ist nämlich ihre Vielfalt und ihre äußerst unterschiedlichen Zusammensetzungen in unseren Obst- und Gemüsesorten!

> **!**
>
> Bestimmte pflanzliche Sterine aus Nüssen, Samen und Pflanzenölen können den Cholesterinspiegel senken.

Ich möchte Ihnen an dieser Stelle eine Gruppe etwas genauer vorstellen, die Phytosterine, denn hierzu gibt es aktuelle Forschungsergebnisse. Phytosterine sind Sterine, die in ihrer chemischen Struktur den tierischen Sterinen, wie z. B. dem Cholesterin, sehr ähnlich sind. Sie kommen aber hauptsächlich in fettreichen, pflanzlichen Lebensmitteln vor, z. B. in Kakaobutter, Olivenöl oder Sojabohnen und haben damit ganz andere physiologische Wirkung. Schon lange bekannt ist, dass bestimmte pflanzliche Sterine aus Nüssen, Samen und Pflanzenölen in der Lage sind, den Cholesterinspiegel zu senken.

Im Bereich der Demenzprävention wurde nun eines der Phytosterine, das Stigmasterol, von Saarländer Forschern aus dem Forschungsinstitut zur Demenzprävention genauer unter die Lupe genommen. Die Forscher stellten fest, dass Stigmasterol die Bildung der Plaque-Ablagerungen im Gehirn aufhalten kann. Darüber hinaus senkt es die Enzymaktivität (Näheres dazu auf S. 72) und verändert die Struktur der Zellmembran positiv. Stigmasterol hat damit eindeutig eine präventive Schutzwirkung!

Stigmasterol ist zu finden in Avocado, Zucchini, Aubergine, aber auch in Roggen, Soja und Dinkel. Auch Salate und Kräuter enthalten viel Stigmasterol und lassen sich beispielsweise lecker in grüne Smoothies verpacken.

Lecithin

Lecithin (auch Phosphatidylcholin genannt) ist eine fettähnliche Substanz, die für die Gehirnfunktion unabdingbar ist. Es gehört zur Gruppe der Phospholipide und ist ein wichtiger Bestandteil der Zellmembran, u. a. von Gehirn- und Nervenzellen. Phospholipide dienen dem Ionentransport durch die Zellmembran und isolieren die Nervenfortsätze. Das heißt, dass mithilfe der Phospholipide die Informationen von einer Nervenzelle zur anderen reibungslos übertragen werden.

Lecithin wird zudem in Nerven und Gehirn zu Acetylcholin umgewandelt, dem bedeutendsten Neurotransmitter des Nervensystems, Acetylcholin steuert nämlich Emotionen und Verhalten. Die Werbung suggeriert häufig, dass durch eine Supplementierung hoher Lecithinmengen Konzentration und Hirnleistung gerade im Alter gesteigert werden können, und im Handel finden sich zahlreiche Produkte und Nahrungsergänzungsmittel mit Lecithin. Es ist zwar bekannt, dass bei der Alzheimer-Demenz der Acetylcholinspiegel im Gehirn zu niedrig ist und eine Anhebung des Spiegels unterstützend wirken kann. Doch die Wirkung des isolierten Stoffs Lecithin ist fraglich und in einigen Studien widerlegt worden: Der Lecithinbedarf unseres Organismus wird normalerweise durch die körpereigene Produktion und die Aufnahme durch die Nahrung sichergestellt.

!

Die Wirkung von Lecithin ist fraglich und in einigen Studien widerlegt worden.

Besser natürlich!
Teure lecithinhaltige Nahrungsergänzungsmittel sind eher unnötig. Decken Sie Ihren Bedarf über natürliche Quellen wie Walnüsse, Eier, Mais, Erbsen, Sojaprodukte, Lupinen und Buttermilch.

Brainfood – Energie für den Kopf

„Brainfood" – ein moderner Begriff, hinter dem eigentlich nichts anderes steckt als eine ausgewogene und vollwertige Mischkost mit genügend Kohlenhydraten fürs Gehirn, Proteinen fürs Gedächtnis und einen guten Informationsfluss sowie Fettsäuren als „Schmiermittel" für die schnelle „Datenübertragung". Natürlich werden wir durch Lebensmittel nicht klüger, aber die in ihnen steckenden Vitamine und Mineralstoffe können Leistungstiefs, Konzentrationsschwäche, Gereiztheit und Müdigkeit vorbeugen, das Gehirn aktivieren und unser mentales Wohlbefinden positiv beeinflussen.

Die richtigen Botenstoffe

Damit wir uns etwas merken können und geistig fit und motiviert bleiben, sind wir auf die Produktion spezifischer Neurotransmitter angewiesen. Dies sind Acetylcholin, Serotonin sowie Endorphine. Sie fördern als sogenannte psychoaktive Substanzen Konzentrations-, Merk- und Denkfähigkeit und sorgen für ein Gefühl von Wohlbefinden, Ruhe und Flexibilität. Zum Aufbau von Acetylcholin und Serotonin werden bestimmte Eiweißbausteine (Aminosäuren) in Kombination mit komplexen Kohlenhydraten benötigt.

Acetylcholin: Dieser Neurotransmitter ist wichtig für schnelle Denkprozesse, Lernen und logisches Denken. Im Alter sinkt der Acetylcholinspiegel und somit die Leistungsfähigkeit. Acetylcholin ist enthalten in Soja, Hefe und Nüssen, Eigelb, Fisch, Brokkoli, Kohl, Blumenkohl.

Serotonin: Das ist unser Glücksbotenstoff. Er steigert die Denk-, Merk- und Konzentrationsfähigkeit, sorgt für ein entspanntes, zufriedeneres Gefühl, erholsamen Schlaf, beeinflusst die Konzentration des Herzmuskels und die Bewegung der Magen-Darm-Muskulatur. Um Serotonin aufbauen zu können, brauchen wir die Aminosäure Tryptophan, Vitamin B6 und B12 (siehe S. 60). Tryptophan ist in Käse, Sojabohnen, Meeresfisch, Nüssen, Hülsenfrüchten, Rettich, Tomaten, Bananen, Reis, Kartoffeln, Vollkornprodukten enthalten.

Endorphine: Sie euphorisieren, heben die Laune und sind auch Überlebenshelfer bei starken Schmerzen. Stimmungsaufheller sind dunkle Schokolade, Erdbeeren, Weintrauben oder Nüsse. Sie alle enthalten Stoffe, die den Glückshormonspiegel im Gehirn ansteigen lassen und damit die Ausschüttung von Endorphinen fördern. Ein niedriger Endorphinspiegel kann durch einen Mangel an Vitaminen und Mineralstoffen (Vitamin B, C, Eisen, Kalium oder Zink) bedingt sein. Hinweis: Achten Sie bei dunkler Schokolade auf einen hohen Kakaoanteil und wenig Zucker!

> **!**
>
> Damit wir geistig fit bleiben, sind wir auf die Produktion spezifischer Neurotransmitter angewiesen.

Schauen wir uns im Folgenden die Lebensmittel an, die unser Gehirn in Schwung bringen und damit so richtig gesund sind.

Wasser

Unser Gehirn braucht für die Leistungsfähigkeit in erster Linie eins: viel Flüssigkeit! Konzentrationsmangel und Abgeschlagenheit können die Folge sein, wenn das Hirn allzu durstig ist. Also sind Wasser, stark verdünnte Fruchtsäfte und ungesüßter Tee, wie uns auch die Ernährungspyramide zeigt, die Basis einer gesunden Hirnnahrung. Am besten anderthalb bis zwei Liter pro Tag, bei körperlicher Anstrengung darf es sogar noch mehr sein. Also: trinken, trinken, trinken!

Durst ist bereits ein Warnzeichen unseres Durstzentrums. Dieses sitzt im Hypothalamus, wo spezielle „Messfühler" die genaue Konzentration an Elektrolyten und die Flüssigkeitsmenge im Körper ermitteln. Sinkt der „Wasserpegel" um nur 0,5 Prozent, wird schon ein Durstgefühl ausgelöst. Greifen Sie also regelmäßig auch ohne Durst zum Glas Wasser! Gerade ältere Menschen verlieren das Durstgefühl und müssen sich stetig daran erinnern. Am besten richten Sie sich schon am Morgen die Trinkmenge für den ganzen Tag her und haben diese immer in Reichweite – dann fällt es Ihnen leichter, daran zu denken.

> **!**
> Die Basis einer gesunden Hirnnahrung ist Wasser.

Bananen

Bananen sind der perfekte Snack für zwischendurch und ein richtiger „Gute-Laune-Macher". Mit ihrem hohen Gehalt an B-Vitaminen, Eisen, Fluor, Magnesium, Phosphor und Kalium lassen sie die Gedanken nur so flitzen. Verantwortlich dafür ist der hohe Gehalt an komplexen Kohlenhydraten. Diese versorgen uns schnell mit neuer und langfristiger Energie. Kalium aktiviert Enzyme und hält Muskeln geschmeidig, Magnesium sorgt für das reibungslose Zusammenspiel von Nerven und Muskeln. Diese Kohlenhydrate sind auch für den Gute-Laune-Effekt verantwort-

!

Als schneller Energieschub bietet sich die Banane besser an als so mancher Energie- riegel.

lich, denn sie fördern die Produktion von Serotonin im Gehirn, das für unser Wohlbefinden verantwortlich ist. Auch beim Sport als schneller Energieschub bietet sich die Banane besser an als so mancher Energieriegel.

Beeren

Es gibt zahlreiche verschiedene Sorten von Beeren: Himbeeren, Heidelbeeren, Holunderbeeren, Brombeeren, Preiselbeeren, Aro- niabeeren. Auch exotische Varianten wie Goji-Beeren, Acai- oder Maci-Beeren, die gern als Superfood bezeichnet werden, finden sich im Handel.

Eines haben sie alle gemeinsam: den hohen Anteil am sekun- dären Pflanzenstoff Anthocyan, einem Farbstoff, der die Pflanze tief rot oder blau färbt. Anthocyane schützen vor Krebs, Herz- Kreislauf-Erkrankungen und Demenz. Ihnen wird eine hohe an- tientzündliche und antioxidative Wirkung zugeschrieben, sie fangen freie Radikale ab, sind an Energie-Übertragungsprozessen beteiligt und wirken sich positiv auf die Sehkraft aus.

Die auch als natürliche Lebensmittelfarben eingesetzten Wirkstoffe fungieren gleichzeitig als Hemmstoffe zweier Enzyme, die für den Gehirnstoffwechsel eine wichtige Rolle spielen. In Ex- perimenten, die Regensburger Wissenschaftler mit insgesamt 25 verschiedenen Beereninhaltsstoffen durchführten, fanden sich mehrere Farbstoffe, die eine hemmende Wirkung auf die soge- nannten Monoaminooxidasen (MAO) A und B entfalteten.

MAO A und B wirken in den Energiekraftwerken der Zelle, den Mitochondrien. Eine Hemmung des Enzyms führt zum ver- langsamten Abbau der verschiedenen Neurotransmitter Noradre- nalin, Dopamin und Serotonin sowie einiger Hormone wie Adre- nalin. Im Gehirnstoffwechsel stehen damit vermehrt Neuro- transmitter zur Signalübertragung bereit. Vor allem in der Behandlung von Parkinson und Depressionen werden MAO- Hemmstoffe seit Langem in Form von Medikamenten eingesetzt.

Zwar erreichten die Beerenwirkstoffe in den Studien nicht den-selben Effekt wie die Arzneimittel, doch es ist in jedem Fall vor-stellbar, dass Einnahme mit der Nahrung erhebliche gesundheit-liche Vorteile bietet.

Spitzenreiter beim Gehalt an Anthocyanen ist die Aronia-beere, aber auch Heidelbeeren, Holunderbeeren und blaue Wein-trauben haben einen hohen Anthocyangehalt. Insgesamt sind alle blauen und tiefroten Gemüse und Obstsorten reich an An-thocyanen, so finden wir sie beispielsweise auch in Auberginen, Kirschen oder Rotkohl.

!

Wer Anthocyane zu sich nimmt, tut dem Gehirnstoff-wechsel etwas Gutes.

Genauer betrachtet: die Goji-Beere

Zur Goji-Beere (auch Gemeiner Bocksdorn genannt) gab es in den letzten Jahren einige Studien mit vielversprechenden Ergeb-nissen. Die Goji-Beere ist bekannt als eine Frucht für Gesundheit und Wohlbefinden und findet in der traditionellen chinesischen Medizin (TCM) schon lange Anwendung. Die Frucht ist ca. zwei Zentimeter groß, länglich mit korallenroter Farbe und besitzt ei-nen fruchtig-herben Geschmack. Ursprünglich aus dem nördli-chen Zentralchina stammend, erfreut sich die Goji-Beere auch hierzulande großer Beliebtheit.

Zahlreiche Studien der Universität in Hongkong aus den ver-gangenen Jahren zeigen, dass Inhaltsstoffe der Goji-Beere die ne-gative Wirkung der Beta-Amyloid-Peptide und damit die Anzahl der Plaque-Ablagerungen vermindern können. In den Versuchen starben bei den Versuchstieren weniger Nervenzellen ab, wenn sie durch Goji geschützt waren. Auch zeigte die Forschergruppe in einer weiteren Studie, dass Goji-Beeren das Nervensystem vor der Aminosäure Homocystein schützen, die als Zwischenprodukt im Stoffwechsel auch für Depressionen und Demenzerkrankun-gen im Alter verantwortlich ist.

Goji-Beeren enthalten eine Reihe wertvoller Vitamine, u. a. Vitamin C, Vitamin E, Provitamin A und Vitamine der B-Gruppe

> **!**
>
> Goji-Beeren enthalten viele wertvolle Vitamine.

(Vitamin B1, B2 und B3). Der Gehalt an Vitamin C in Goji-Beeren liegt höher als bei den als Vitamin-C-Bomben bekannten Zitrusfrüchten. Des Weiteren enthalten Goji-Beeren 21 verschiedene essenzielle Mineralstoffe, darunter das seltene Spurenelement Germanium (Schutz gegen Krebs), 19 unterschiedliche Aminosäuren sowie eine große Anzahl an Antioxidanzien, die die Zellen vor freien Radikalen schützen, welche für den Alterungsprozess verantwortlich sind.

> **Goji-Tee selbst gemacht**
> Die Pharmaindustrie hat bereits zahlreiche Medikamente mit den Wirkstoffen der Goji-Beere entwickelt. Sie können aber auch einfach die getrockneten Beeren kaufen. Es empfiehlt sich, davon täglich eine Handvoll zu essen, entweder als Zutat im Müsli oder Smoothie oder als „Tee": Einfach eine Handvoll Goji-Beeren in einen Krug mit einem Liter kalten oder heißen Wasser geben und einweichen lassen, ein paar Orangen- oder Zitronenscheiben dazu, und Sie haben ein wunderbar erfrischendes oder wärmendes, leicht aromatisiertes, nährstoffreiches Getränk.

Grünes Gemüse und Brokkoli

Grünes Gemüse, das voller Eisen und Chlorophyll steckt, ist randvoll mit Vitamin C, Vitamin E und Betacarotin. Diese Vitamine sind großartige freie Radikalfänger und schützen und stimulieren dadurch das Gehirn. Um arbeiten zu können, braucht das Gehirn Sauerstoff. Die dabei entstehenden freien Radikale können jedoch die Gehirnzellen schädigen – hier helfen dann die benannten Vitamine. Besonders Brokkoli gilt als der Radikalfänger schlechthin.

Und Brokkoli kann noch mehr: Er fördert z. B. die Bildung von Indol-3-Carbinol im Körper, einem Stoff, der nicht nur Krebs vorbeugt, sondern auch bestehenden Krebs bekämpfen kann. Außerdem steckt in Brokkoli noch jede Mengen Sulforaphan, welches einerseits zur Krebsbekämpfung dient, andererseits auch bei der Behandlung von Alzheimer helfen kann. Brokkoli ist sozusagen ein Alleskönner!

Avocado

Avocados versorgen Gehirn und Nerven mit jeder Menge Energie und heben die Stimmung: Sie sind prall gefüllt mit den Vitaminen B1, B6 und E, Folsäure, Kalium, Magnesium, Eisen, Kupfer und Lecithin. Ihren schlechten Ruf als Kalorienbombe hat die Avocado zwar zu Recht (sie besteht zu mehr als 30 Prozent aus Fett), die ungesättigten Fettsäuren wirken sich jedoch positiv auf den gesamten Organismus aus. Auch ihre ballaststoffreichen Kohlenhydrate wirken beruhigend auf den Blutzuckerspiegel und machen satt, und die B-Vitamine bringen den Hirnstoffwechsel in Schwung.

Schon gewusst?
Auch den Kern der Avocado kann man verzehren! Er enthält viele Nährstoffe wie Ballaststoffe, Flavonole, Antioxidanzien, Aminosäuren und sekundäre Pflanzenstoffe. Aufgeschnitten, getrocknet und dann im Mixer zu Pulver verarbeitet oder wie eine Muskatnuss gerieben, eignet er sich als Zutat in Smoothie, Tee oder Müsli – auch in unseren Rezepten finden Sie den Avocadokern wieder, etwa auf S. 94!

Knoblauch und Zwiebeln

Knoblauch und Zwiebeln enthalten beide Alliin. Dieser Stoff wird beim Schneiden zu Allicin umgewandelt – zu dem Stoff, der Sie zu Tränen reizt. Damit zeigt Allicin aber schon erste Wirkung, denn es schwemmt so Bakterien aus Auge und Nase. Allicin steigert auch die Durchblutung im Gehirn und versorgt die Hirnzellen mit frischem Sauerstoff. Darüber hinaus weitet es die Gefäße

!
Allicin steigert die Durchblutung im Gehirn und versorgt die Hirnzellen mit frischem Sauerstoff.

und säubert diese von den gefährlichen Ablagerungen. Cholesterin kann sich nicht ablagern, womit immer eine gute Gehirndurchblutung gegeben ist und alle wichtigen Nährstoffe ins Gehirn gelangen können.

Bereiten Sie Zwiebeln und Knoblauch für Ihre Mahlzeiten immer frisch zu und kombinieren Sie, wann immer es geht, Ihre Mahlzeiten damit. Und: Greifen Sie wegen des vermeintlich besseren Geruchs nicht zu Knoblauchdragees, denn auch diese Tabletten hinterlassen Mundgeruch, helfen aber nicht so gut wie die frischen Knollen.

Haferflocken

Haferflocken sind ein Grundnahrungsmittel mit Heilfaktor. Hafer strotzt nur so von gesunden Stoffen und komplexen Kohlenhydraten. Er hat sättigende, körperlich und geistig belebende und stärkende Wirkung. Haferflocken findet man in Arzneimitteln als Stärkungsmittel, sie werden als Haferschleim bei Magen-Darm-Erkrankungen verwendet und besitzen eine entzündungshemmende und cholesterinsenkende Wirkung.

Das Besondere an Haferflocken ist ihr Aufbau: Sie bestehen aus Kohlenhydraten, die einen vergleichsweise hohen Anteil an Ballaststoffen haben. Dadurch bewirken Haferflocken einen gleichmäßigen Blutzuckerspiegel und damit auch eine gleichmäßige Energieversorgung. Zudem enthalten Haferflocken viele Vitamine der B-Gruppe (B1, B2, B3, B5) und Folsäure, aber auch Eisen, Silizium, Zink, Magnesium, essenzielle Aminosäuren, Ballaststoffe sowie Phytosterine.

!

Unter den pflanzlichen Lebensmitteln weisen die Hülsenfrüchte den höchsten Gehalt an Eiweiß auf.

Hülsenfrüchte

Zu den Hülsenfrüchten zählen u. a. Bohnen, Linsen, Erbsen, Kichererbsen und Sojabohnen. Unter den pflanzlichen Lebensmitteln weisen die Hülsenfrüchte den höchsten Gehalt an Eiweiß auf. Durch ihren hohen Gehalt an komplexen Kohlenhydraten und Ballaststoffen sättigen Hülsenfrüchte sehr lange und versorgen den Körper gleichmäßig und langfristig mit Energie.

Außerdem besitzen Hülsenfrüchte eine hohe Nährstoff- und geringe Energiedichte und stecken voller Antioxidanzien und Lecithin, dessen Bestandteil Cholin als Nervenbotenstoff fungiert und Stress vorbeugen kann. Des Weiteren fördern die Inhaltsstoffe Magnesium, Kalium, Eisen und zahlreiche B-Vitamine alle Stoffwechselprozesse.

Eiweiß ist nicht gleich Eiweiß

In der Regel ist Eiweiß aus tierischen Produkten für den Körper besser verwertbar als pflanzliches Eiweiß. Wenn Sie jedoch das Eiweiß aus Hülsenfrüchten mit dem aus Getreide kombinieren, ergibt sich eine sehr gute biologische Wertigkeit. Dadurch lässt sich auch das pflanzliche Eiweiß besser vom Körper aufnehmen.

Essen Sie mindestens einmal wöchentlich Hülsenfrüchte, z. B. als Eintopf oder in Suppen. Kichererbsen können auch gut zu Brotaufstrichen (etwa Hummus, siehe S. 96) verarbeitet werden.

Nüsse

Nüsse sind eine regelrechte „Kraftkur" für unser Gehirn! Sie sind für die Nerven und das Gehirn von großem Wert. Nüsse tragen dazu bei, dass man bis ins hohe Alter geistig jung bleibt – durch ihren hohen Gehalt an Spurenelementen, Mineralstoffen und B-Vitaminen, zahlreiche Aminosäuren, mehrfach ungesättigten Fettsäuren, dazu Vitamin E und wertvollem pflanzlichen Eiweiß. Diese wunderbare Kombination vielfältigster Inhaltsstoffe versorgt das Gehirn mit reichlich Energie und fördert besonders gut die Konzentration. Auch der in Hülsenfrüchten vorkommende Nervenbotenstoff Cholin ist in Nüssen zu finden. Die Aminosäuren in den Nüssen sind Powerstoffe für die Synapsen und helfen auf ideale Weise, Stress zu überstehen.

!

Walnüsse sehen nicht nur aus wie unser menschliches Gehirn, sie bieten auch die beste Wirkung.

Walnüsse sehen nicht nur ähnlich aus wie unser menschliches Gehirn, sie bieten auch die beste Wirkung: Walnüsse haben von allen Nüssen den höchsten Anteil an Omega-3- und Omega-6-Fettsäuren. Sie beugen Nervosität und Konzentrationstiefs vor. Magnesium, das vor allen in **Cashew- und Paranüssen** enthalten ist, ist der Stresskiller schlechthin und sorgt für einen geregelten Eiweiß- und Kohlenhydratstoffwechsel.

Da Nüsse sehr kalorienreich sind, sollten sie in kleineren Mengen, aber durchaus regelmäßig genossen werden. Eine Handvoll pro Tag ist ideal! Achten Sie darauf, natürliche Nüsse oder Nussmischungen zu kaufen, denn die gerösteten und gesalzenen Varianten haben einen zu hohen Salz- und Fettgehalt. Und: Auch in Form von Ölen (z. B. Walnussöl) können Sie die wertvolle Wirkung der Nüsse auskosten.

Samen und Kerne

Die kleinen Samen und Kerne sind eine reichhalte Energiequelle mit hohem Nährwert. In erster Linie zählen dazu Leinsamen, Sesamsamen, Pinienkerne, Kürbiskerne, Sonnenblumenkerne und Chiasamen.

Kerne und Samen sind sehr wertvoll, weil sie alles enthalten, was eine Pflanze zum Wachsen braucht: hochwertiges Eiweiß, reichhaltige Vitamine, Mineralstoffe und Ballaststoffe, vor allem aber auch mehrfach ungesättigte Fettsäuren. So haben Leinsamen einen sehr hohen Gehalt an Omega-3-Fettsäuren. Sonnenblumenkerne sind reich an Linolsäure und alpha-Linolensäure, die vom Körper in Eicosapentaensäure (EPA) und Docosahexaensäure (DHA) umgewandelt werden kann (siehe S. 56).

Da Körner, Kerne und Samen einen sehr hohen Fettgehalt haben, werden sie ganz speziell für die Herstellung von hochwertigen Speiseölen verwendet, die für den Körper besonders zur Aufnahme der Mineralstoffe geeignet sind (z. B. Kürbiskernöl, Leinöl, Sesamöl). Da sie aber auch einiges an Kalorien zu bieten haben (100 g Sonnenblumenkerne haben 600 kcal, 100 g Pinien-kerne sogar 700 kcal), sollten sie eher sparsam und nur zum Würzen und Verfeinern verwendet werden. Als Snack für zwischendurch sind sie eine hochwertige Mahlzeit!

Trockenfrüchte

Fruchtig, nahrhaft und ein idealer Begleiter für unterwegs: Trockenfrüchte sind hier die perfekte Wahl. Frisches Obst hat einen Wasseranteil von etwa 80 Prozent; beim Trockenobst liegt er bei etwa 20 Prozent. Der Entzug von Wasser verhindert, dass sich Mikroorganismen wie Schimmel oder Bakterien vermehren. Durch die Trocknung konzentrieren sich zudem die Inhaltstoffe: Fruchtsäuren sorgen für den intensiven Geschmack, Zucker bringt Energie für Nerven und Muskeln. Auch Mineralstoffe und Vitamine (bis auf das hochempfindliche Vitamin C) bleiben erhalten und werden konzentriert. War Trockenobst lange nur eine Backzutat, gilt es heute als leichtverdaulicher Energie- und Nährstofflieferant – und als natürliche, leckere Süßigkeit.

Wie bei Nüssen, Samen und Kernen zählt auch bei Trockenfrüchten das Handmaß: eine Handvoll Trockenfrüchte täglich sind ideal!

Lachs

Lachs ist besonders reich an Omega-3-Fettsäuren, vor allem reich an Docosahexaensäure (DHA), der Fettsäure, die den größten Teil der Fettsäuren im Gehirn ausmacht. Man braucht nicht viel DHA, um das Gehirn vernünftig damit zu versorgen und auch eine Schutzwirkung gegen Alzheimer zu erzielen: Ein- bis zweimal pro Woche 100 g Lachs mit 1–2 g DHA sind ausreichend. Zudem enthält Lachs die Substanz Kreatin, eine wichtige Energiequelle des menschlichen Körpers und für Muskelkontraktion sowie Hirn- und Nervenfunktion notwendig.

> **!**
> Als Snack für zwischendurch sind Körner, Kerne und Samen eine hochwertige Mahlzeit.

> **!**
> Ein- bis zweimal pro Woche 100 g Lachs mit 1–2 g DHA sind ausreichend.

Achten Sie bei Lachs unbedingt auf Qualität und Herkunft! Ziehen Sie beispielsweise den Fischführer des World Wildlife Fund (WWF) im Internet zurate, um sich zu informieren.

Kokosöl

Kokosöl wird eine sehr positive Wirkung im Kampf gegen Demenz nachgesagt. Auch viele Studien zeigen dies mittlerweile. Es wurde nämlich nachgewiesen, dass Kokosöl in der Lage ist, das Zellsterben im Gehirn zu stoppen. Wie funktioniert das?

Für seine richtige Funktion benötigt unser Gehirn Glucose, das uns durch den Körper bereitgestellt wird. Steht zu wenig Energie zu Verfügung, kann die Energiegewinnung ins Stocken geraten. Ohne ausreichend Brennstoff funktioniert aber weder die Signalübertragung noch die „Müllabfuhr". Das Gehirn von Alzheimer-Patienten ist nur noch schwer in der Lage, die bereitgestellte Glucose zu nutzen, wodurch das Gehirn an einer ständigen Unterversorgung an Glucose und damit Energie leidet. Die Folge: Gehirnzellen sterben nach und nach ab.

Kokosöl besteht zu 90 Prozent aus gesättigten Fettsäuren. Zwei Drittel dieser gesättigten Fettsäuren sind mittelkettige Fett-

Ziffernblatt einer Uhr vor Gabe von Kokosöl, nach 14 Tagen und nach 37 Tagen!

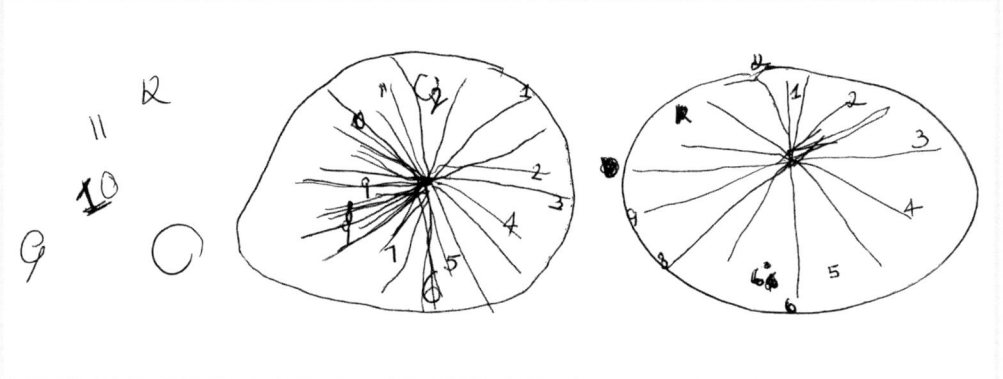

säuren (also mit nur sechs bis zwölf Kettengliedern), auch MCTs genannt. Diese Fettsäuren werden in der Leber in sogenannte Ketone umgewandelt, und zwar direkt nach der Einnahme und ohne Zwischenspeicherung im Fettgewebe. Ketone sind winzige Bausteine eines organischen Nährstoffs, welche ebenfalls Energie liefern. Und: Sie haben den Vorteil, dass sie vom Gehirn problemlos aufgenommen werden können. Ketone werden quasi als Ersatz für Glucose verwendet. Sie versorgen den Körper und die Hirnzellen äußerst schnell und effizient mit Energie und schützen zudem auch noch vor anderen schädlichen Einflüssen.

Das Absterben der Zellen und die Entwicklung oder Verschlimmerung von Alzheimer können so verhindert oder zumindest verlangsamt werden. Den schönsten Beweis liefert hierzu der bereits erwähnte Uhrentest: Demenzpatienten, die kein Kokosöl zu sich nehmen, haben große Schwierigkeiten, das Zifferblatt einer Uhr zu zeichnen, geschweige denn die Ziffern und Zeiger einzutragen. Meist sind es wirre Zahlen quer über das Blatt Papier gezeichnet. Aber: Schon bei einer täglichen Gabe über einen Zeitraum von fünf Wochen verbessert sich das Bild der Uhr soweit, dass diese eindeutig erkennbar wird!

> **!**
>
> Ketone versorgen Körper und Hirnzellen äußerst schnell und effizient mit Energie.

Kaffee

Kaffee gilt als konzentrationsfördernd und schneller Wachmacher. Doch das darin enthaltene Koffein hat nicht nur einen positiven Effekt gegen Müdigkeit, sondern soll langfristig auch gegen Alzheimer-Demenz helfen.

Koffein hat die Fähigkeit, sehr leicht und schnell durch die Blut-Hirn-Schranke ins Gehirn zu gelangen. Dies hat mehrere Vorteile: Im Gehirn kann es bestimmte Rezeptoren blockieren, die normalerweise vom Botenstoff Adenosin aktiviert werden. Adenosin hat eine entspannende Wirkung und ist u. a. verantwortlich für Müdigkeit. Die Blockade durch Koffein wirkt sich außerdem auf die Beta-Amyloid-Plaques aus, indem die Menge der schädlichen Verklumpungen reduziert wird. Auch auf die Tau-Proteine, die sich wie die Amyloid-Plaques im Gehirn ablagen können, hat Koffein diesen Effekt. Koffein aktiviert im Gehirn zügig die Muntermacher Dopamin und Glutamat und hebt die müde machende Wirkung von Adenosin innerhalb von 20 Minuten auf: Bronchien und Blutgefäße weiten sich, die Muskelaktivität wird beschleunigt, und das Gehirn erhält mehr Sauerstoff.

> **Kaffee: Wie viel darf's sein?**
> Kaffee ist kein Getränk, sondern ein Genussmittel. Zu viel Kaffee kann die Konzentration und den Schlafrhythmus stören und zu zittrigen Händen, Unruhe und Übelkeit führen. Generell ist bei Kaffeegenuss Maßhalten angesagt, doch ein bis zwei Tassen pro Tag sind ein guter Wachmacher und wirken auch als Schutz für das Gehirn.

!

Eine Tasse Kaffee nach einer cholesterinreichen Mahlzeit ist nicht nur ein Wachmacher, sondern auch ein Schutz für Ihr Gehirn.

Ein weiterer interessanter positiver Aspekt ist der, dass Koffein unser Gehirn vor Cholesterin schützt. Wie Sie wissen, kann bei Alzheimer die Blut-Hirn-Schranke geschädigt sein, da die Tight-junction-Proteine ihrer Aufgabe nicht mehr nachkommen können, wofür ein hoher Cholesterinspiegel Ursache sein kann. Koffein kann die Blut-Hirn-Schranke vor der schädigenden Wirkung des Cholesterins schützen und so das Gehirn vor Störungen bewahren.

Heilkräuter und Gewürze
Zwar ist grundsätzlich (noch) kein Kraut gegen Alzheimer gewachsen. Doch in fast allen Kulturkreisen hat es bereits seit vielen Jahrtausenden erfolgreiche Ansätze gegeben, zumindest milde Formen von Demenzen auf phytotherapeutischer Basis zu behandeln. Heute wird dieses Wissen in diversen Studien auf deren Wirksamkeit geprüft.

Ein Team um Professor Pahnke an der Universität Magdeburg beispielsweise untersuchte Extrakte von Johanniskraut und Eisenkraut, denen schon lange eine Wirkung gegen kognitive Störungen nachgesagt wird. In der Studie wurde untersucht, wie Giftstoffe aus dem Hirn abtransportiert werden. Die erfolgreichen Ergebnisse der Untersuchungen zeigen, dass die Reinigung des Gehirns von giftigen Stoffen ein großes Potenzial hat und Johanniskraut und Eisenkraut aktiv daran beteiligt sind.

Es gibt auch Studien mit Traubenkernextrakt, grünem Tee, Rosmarin, Fichtenextrakt, Schlafbeere und sogar mit Urwaldpflanzen wie Marapuama. Doch alle wurden nur mit einer sehr kleinen Zahl an Probanden durchgeführt. Die Forschung dazu steckt wie so oft im Bereich der Demenzforschung noch in den Kinderschuhen. Aber sinnvolle Ansätze sind vorhanden, und – wie Sie im Nachfolgenden sehen werden – es gibt auch schon sehr erfreuliche Ergebnisse. Mit den richtigen Kräutern können wir unsere körpereigene „Müllabfuhr" durchaus bestmöglich aktivieren!

Johanniskraut

Johanniskraut ist vor allem in Europa, aber auch in Westasien zu finden. Es wächst bevorzugt in lichten Wäldern, an Rändern von Wegen oder Feldern. Die Pflanze wird bis zu 90 Zentimeter hoch und zählt zu den Staudengewächsen. Das ätherische Öl des Johanniskrauts wird in den Blättern produziert. Bei dem blutroten Saft, der beim Zerreiben der Blütenblätter austritt, handelt es sich um das therapeutisch eingesetzte Hypericin.

Als eine der am besten untersuchten Pflanzen gilt Johanniskraut seit Langem als erprobtes Naturheilmittel gegen leichte bis moderate depressive Zustände. Johanniskraut hat sowohl stimmungsaufhellende als auch angstlösende Effekte. Die Botenstoffe des Gehirns werden durch Johanniskraut auf verschiedene Weise positiv beeinflusst. So kommt es etwa zu einer Hemmung der

> **!**
>
> Johanniskraut gilt seit Langem als erprobtes Naturheilmittel gegen leichte bis moderate depressive Zustände.

Wiederaufnahme von Serotonin aus dem synaptischen Spalt. Das erhöht die Konzentration von Serotonin und bessert die Stimmung. Des Weiteren fungiert Johanniskraut als „Müllabfuhr", denn es kann die Beta-Amyloid-Plaque-Ablagerungen aus dem Gehirn entfernen, was zu kognitiven Verbesserungen, insbesondere der Gedächtnis- und Orientierungsfunktion, führt. Die genaue Wirkweise der Extrakte von Johanniskraut wird derzeit in weiteren Studien detailliert geprüft.

Griechisches Eisenkraut

Eisenkraut gilt in Griechenland seit jeher als Heilmittel und wird dort zur Stärkung der Geisteskräfte eingesetzt. Zumeist wird es als Bestandteil des griechischen Bergtees getrunken. 2010 zeigten die Laborarbeiten um Professor Pahnke, dass hinter der positiven Wirkung des griechischen Krauts tatsächlich mehr steckt. Genetisch veränderte Mäuse, die schon nach wenigen Monaten Alzheimer-Symptome bekommen, wurden mit einem Extrakt aus griechischem Eisenkraut behandelt. Das Ergebnis: Ein gesteigertes Gedächtnis- und Orientierungsvermögen der Tiere, das durch eine Verringerung der alzheimertypischen Ablagerungen erzielt werden konnte. Auch wenn noch nicht ganz klar ist, wie das Eisenkraut seine Wirkung im Gehirn entfaltet, kann eine Tasse des anregenden Kräutertees sicherlich nicht schaden!

Bergtee-Variationen
Sie können den Tee auch mit Pfefferminze mischen, falls Ihnen der Geschmack des Eisenkrauts nicht bekommt. Es gibt mittlerweile auch Mischungen im Handel wie z. B. Johanniskraut und Thymian gemischt mit griechischem Bergtee. Lassen Sie das Eisenkraut im Tee besser nicht nachziehen, da es einen pelzigen Geschmack verursachen kann.

Ginkgo biloba

Ginkgoextrakt ist als ergänzendes Therapeutikum bei Alzheimer zugelassen, und das aus gutem Grund. Die Wirksamkeit von Ginkgoblättern zur Verbesserung der kognitiven Leistungen und der Lebensqualität ist bei milden Formen von Demenz nämlich recht gut belegt. Die Blätter enthalten einige sekundäre Pflanzenstoffe wie Flavonoidglykoside und Terpenoide, die in ihrer speziellen Form und Zusammensetzung nur im Ginkgo zu finden sind.

Ginkgo werden zahlreiche Wirkungen nachgesagt:

- Ginkgoextrakt macht das Blut fließfähiger.
- Die Durchblutung der feinen Gefäße wird verbessert und damit auch der Sauerstoff- und Nährstoffgehalt im Gehirn.
- Ginkgo fängt freie Radikale ein und macht sie unwirksam; bereits vorliegende Schädigungen soll es verbessern.
- Ginkgo schützt die Nervenzellen, denn es wirkt dem Abbau der Nervenzellen entgegen und steigert die Leistungsfähigkeit der vorhandenen Zellen.

Ginkgo-Präparate sind rezeptfrei in der Apotheke oder Drogeriemärkten erhältlich. Zur Anwendung kommen ausschließlich Fertigpräparate aus Ginkgoextrakt, entweder als Tabletten, Kapseln, Dragees, Säfte oder Tropfen, die unterschiedliche Wirkstoffkonzentration und -zusammensetzung haben können. Die Behandlung sollte über einen Zeitraum von acht Wochen durchgeführt werden.

Anders sieht es bei der Verwendung von Ginkgo aus präventiver Sicht aus. Alle bisherigen, auch recht aktuellen Studien dazu haben leider eher enttäuschende Ergebnisse, weshalb die Forscher zu dem Schluss kamen, dass die Einnahme von Ginkgo biloba das Auftreten einer Demenz nicht verhindern kann. Es sind zu diesem Thema noch weitere Langzeitstudien nötig, um eventuell doch noch zu positiveren Ergebnissen zu gelangen.

!

Ginkgo-Präparate sind rezeptfrei in der Apotheke oder Drogeriemärkten erhältlich.

Achtung: Ginkgo erhöht die Blutungsneigung! Vorsicht daher bei der Einnahme, wenn Sie gerinnungshemmende Medikamente (Acetylsalicylsäure, Marcumar oder Heparin) einnehmen!

Rosenwurz

Rosenwurz ist eine mehrjährige, saftreiche Pflanze aus der Familie der Dickblattgewächse. Sie ist im nördlichen Polarkreis und in höheren Bergregionen Europas, Asiens und Nordamerikas beheimatet.

In der Volksmedizin wurde Rosenwurz schon von den Wikingern und von sibirischen Völkern zur Unterstützung der körperlichen Vitalität, zur allgemeinen Stärkung und verbesserten Widerstandskraft genutzt. Bis heute nutzt man die Wurzel in Russland zu diesem Zweck, in Schweden setzt man sie gegen Erschöpfung ein. Rosenwurz soll kurzfristig einen positiven Effekt auf die Konzentrationsfähigkeit und das Gedächtnis haben und langfristig dem Schutz der Gehirnzellen dienen. Jüngere Untersuchungen zeigen, dass Rosenwurz bei Demenz helfen soll, die Geisteskraft zu stärken.

Auch kann Rosenwurz stressbedingte mentale oder körperliche Erschöpfungszustände verbessern sowie bei Burn-out, Müdigkeit, Ängsten, Angststörungen, Schlafstörungen oder Depressionen helfen. In Deutschland gibt es noch keine Zulassung von Rosenwurz als Arzneimittel, da die bisherigen Studien noch nicht vollständig ausgewertet wurden. Rosenwurz ist jedoch als Nahrungsergänzung als Trockenextrakt in Form von Kapseln, Tabletten oder Tropfen in der Apotheke erhältlich. Für die richtige Anwendung wenden Sie sich bitte an den Arzt oder Apotheker Ihres Vertrauens.

Kurkuma

Kurkuma (auch Gelbwurz oder gelber Ingwer) ist eines der bedeutendsten und vielseitigsten Heilmittel in der indischen und chi-

> **!**
>
> Rosenwurz soll kurzfristig einen positiven Effekt auf die Konzentrationsfähigkeit und das Gedächtnis haben.

nesischen Medizin. Das intensiv gelbe Gewürz ist auch bekannt als eines der wichtigsten Bestandteile von Curry. Innerlich steckt die Wurzel voller gesunder Inhaltsstoffe. Der gelbe Farbstoff Kurkumin steigert die Produktion körpereigener Antioxidanzien, hat also antioxidative Wirkung, wirkt stark entzündungshemmend und regt das Immunsystem an.

Forscher vom Institut für Neurowissenschaften in Jülich haben noch einen weiteren Pflanzenstoff aus der Wurzel, das Turmeron, gewonnen und im Versuch in das Gehirn von Ratten injiziert, die an Alzheimer erkrankt waren. Es zeigte sich, dass der Pflanzenstoff in der Lage war, kranke Nervenzellen dazu anzuregen, sich selbst zu reparieren, so dass die geschädigten Gehirnteile wieder anfingen zu arbeiten.

Die Forschung zu diesem Thema steckt noch in den Anfängen. Bisher ist noch nicht belegt, dass Kurkuma bei Menschen Alzheimer oder einer anderen Demenzform vorbeugt. Da Kurkuma jedoch viele andere positive Anwendungsbereiche bei Erkrankungen der Verdauung, Leber, Niere und Galle findet, schadet es auf keinen Fall, das Gewürz regelmäßig in den Speiseplan mit aufzunehmen. Interessant an dieser Stelle ist jedenfalls die Tatsache, dass in den Heimatländern der Pflanze, in denen viel Kurkuma verwendet wird, viel weniger Menschen an Demenz erkranken als bei uns.

Kaufen Sie Kurkuma als frische Wurzel und reiben Sie diese selbst, um die Inhaltsstoffe voll auszukosten – am besten verwen-

Die „goldene Milch"
Kennen Sie die „goldene Milch"? Seit Jahrhunderten wird sie in der ayurvedischen Lehre als besonders heilendes, anregendes und reinigendes Getränk geschätzt. Sie finden ein Rezept dazu auf S. 98! Und in vielen anderen Rezepten wird Kurkuma in Form von Curry verwendet.

den Sie dabei Gummihandschuhe, da die Wurzel sehr stark färbt! Durch Trocknung und längere Lagerung des Pulvers gehen leider einige Nährstoffe verloren.

Salbei, Melisse und Wermut

Schon zu Shakespeares Zeiten verordneten die Kräuterfrauen Salbei und Zitronenmelisse gegen Altersschwachsinn, und der griechische Arzt Hippokrates empfahl bereits vor 2500 Jahren Wermut. Heute werden diese Heilpflanzen auf ihre Wirksamkeit untersucht und klinischen Tests unterzogen, so auch an der Universität von Newcastle. Dort wurde festgestellt, dass Zitronenmelisse und Wermut, aber auch verschiedene Salbeiarten eine Wirkung auf die Gehirnleistung haben, insbesondere durch eine Erhöhung des Acetylcholinspiegels. Die Inhaltsstoffe der Kräuterextrakte wirken positiv auf die Nicotinrezeptoren, an die sich das Acetylcholin andockt. Bei Alzheimer ist das Acetylcholin in der Regel erniedrigt. Durch die Gabe der Kräuter konnte in Studien das Acetylcholin-Defizit ausgeglichen werden, wodurch sich die Denkleistung der Patienten verbesserte und sie sich besser erinnern konnten.

Die Blätter von Salbei und Melisse (zur Gruppe der Lippenblütler gehörig) produzieren ätherische Öle. Die Pflanzen enthalten diese im Hirn wirkenden Substanzen wahrscheinlich, um Fressinsekten zu vergiften. Denn das Nervensystem der Insekten besitzt ähnliche Rezeptoren wie die in unserem Gehirn, so die Forscher. Die Forschung arbeitet nun daran, Medikamente mit den Kräuterextrakten im Kampf gegen Demenz und Alzheimer herzustellen.

Zitronenmelisse: Sie enthält weniger Menthol als die nahe verwandte Minze. Sie schmeckt und duftet angenehm zitronig und ist sehr vielseitig verwendbar. Entweder gießen Sie sie mit heißem Wasser als Tee auf oder geben Sie einfach ein paar Blätter ins kalte Wasserglas, das gibt dem Wasser eine erfrischende Note.

> **!**
>
> Durch Salbei, Melisse und Wermut erhöht sich der Acetylcholinspiegel, wodurch die Denkleistung verbessert wird.

Auch Soßen, Suppen, Salaten oder Gemüsegerichten verleiht Zitronenmelisse einen fruchtigen Geschmack.

Salbei: Hier wirkt vor allem der Honigmelonensalbei. Seine Blätter schmecken nicht würzig, sondern eher fruchtig, ein Vergleich mit Honigmelone und Ananas ist recht passend. Daher lässt er sich gern in Süßspeisen, Cocktails oder Milchshakes verwenden.

Wermut: In der Regel wird Wermut als Heilkraut zur Stärkung der Verdauung angewendet, er wirkt blutreinigend und blutbildend. Wer an Wermut denkt, dem fällt vielleicht Absinth ein, ein beliebtes alkoholisches Getränk. Doch Achtung! Nehmen Sie Wermut nie in Form von Absinth ein. Die ätherischen Öle des Wermuts sind leicht giftig, und eine zu hohe Aufnahme kann zu Wahnvorstellungen, Schwindelanfällen und Delirien führen. Besser ist es, Wermut entweder in Form von Tee oder äußerlich als Tinktur zu verwenden, doch auch hier nicht in großen Mengen und nicht über einen längeren Zeitraum. Am besten sprechen Sie die Anwendung mit Ihrem Arzt oder Heilpraktiker ab. Zur Dauereinnahme als Demenzprävention eignet sich Wermut aus besagten Gründen eher nicht.

Ein Kräutergarten auf dem Fensterbrett
Es lohnt sich, einen Blumenkasten mit verschiedenen Kräuter zu pflanzen. So haben Sie zu Hause immer frische Kräuter zur Hand und sparen damit gleichzeitig auch Salz ein. Und damit tun Sie nicht nur Ihrem Gehirn, sondern auch Ihrem ganzen Herz-Kreislauf-System etwas Gutes

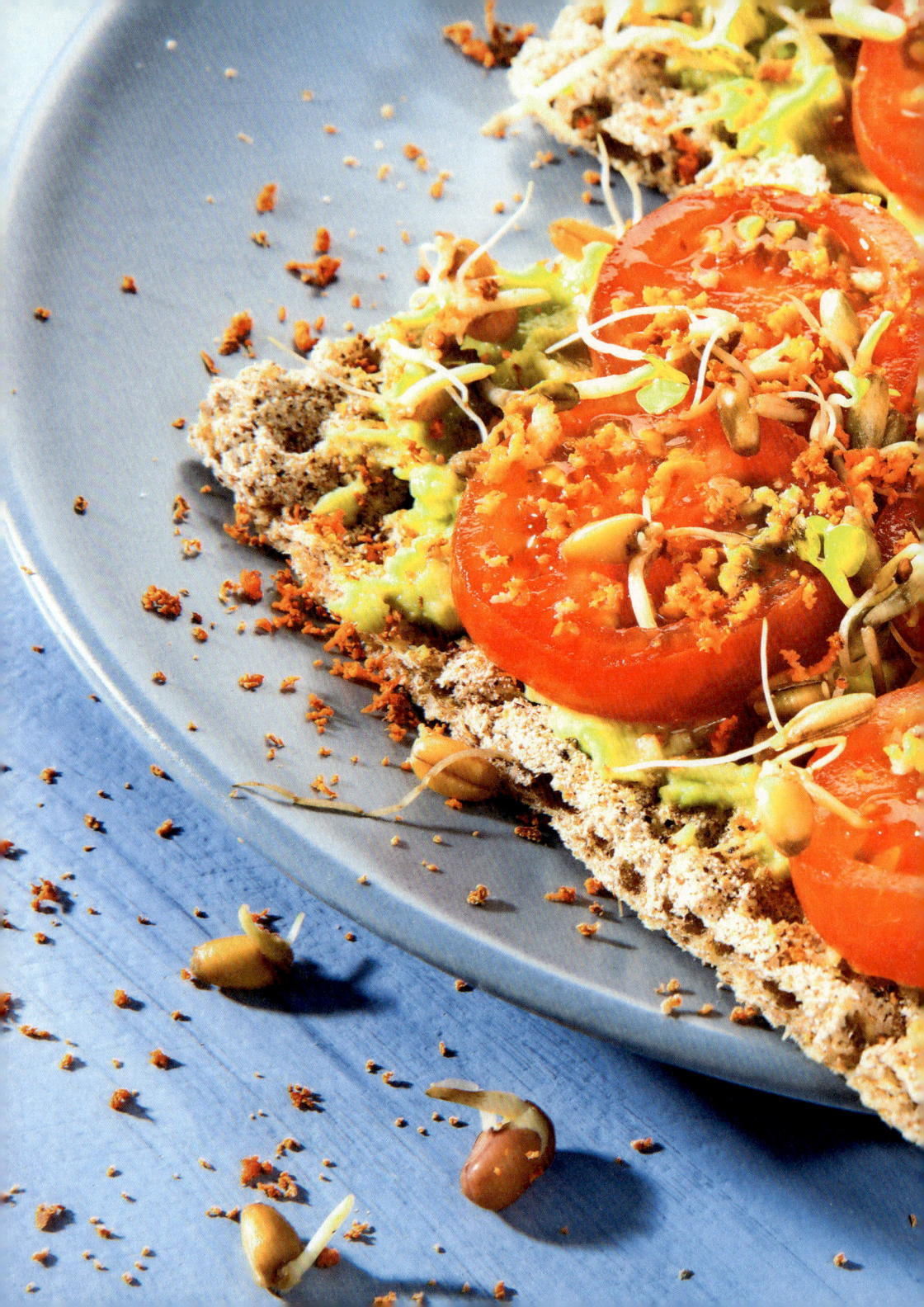

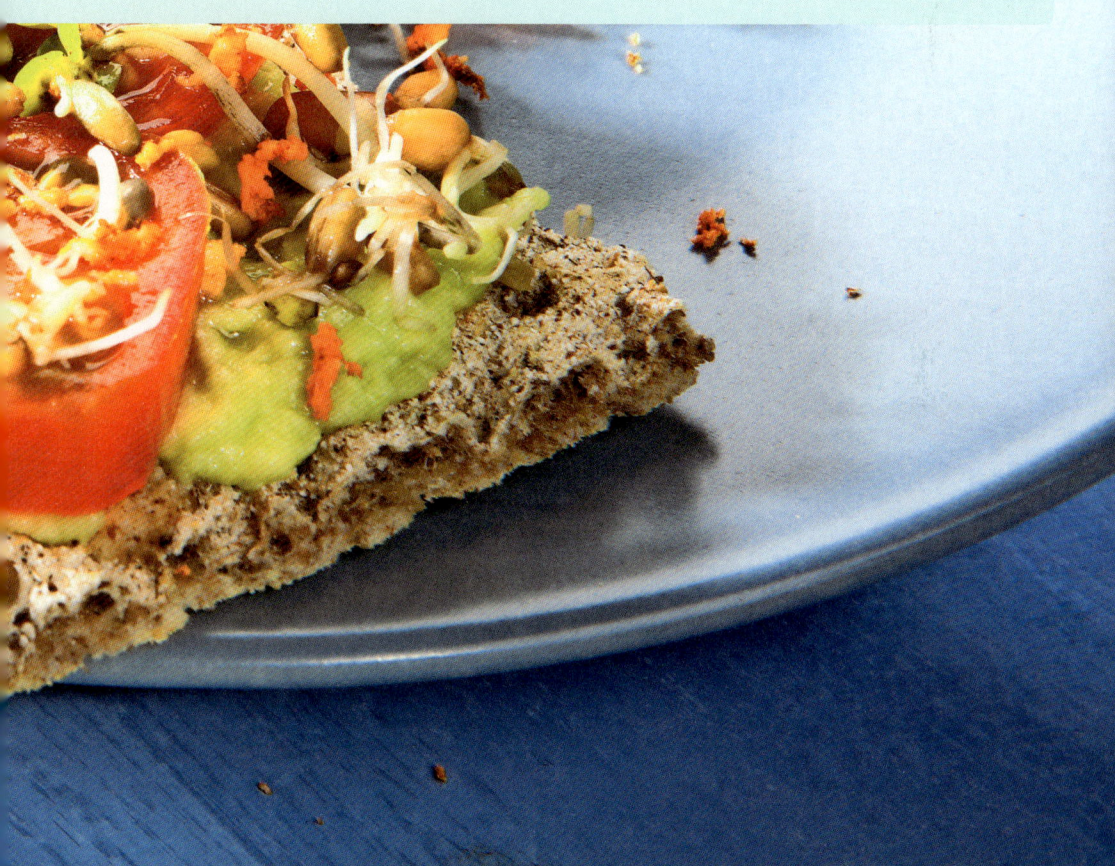

50 LECKERE REZEPTE GEGEN DEMENZ

Sie wissen nun, dass Sie durch eine bewusste Ernährung sehr viel gegen Demenz unternehmen können: Gemüse, Avocados, Nüsse, gesunde Öle und bekömmliche Süßungsmittel sind nur einige Zutaten, mit denen Sie schmackhafte Gerichte zubereiten können. Im Folgenden haben wir für Sie abwechslungsreiche Rezepte zusammengestellt. Probieren Sie sie doch einfach einmal aus!

MÜSLIS, SNACKS UND SMOOTHIES

Amaranth-Heidelbeer-Müsli

Zubereitungszeit: 15 Minuten
Einweichzeit: über Nacht

Eine Portion enthält ca.:

330 kcal/1379 kJ	7 g Ballaststoffe
9 g Eiweiß	3,3 BE
13 g Fett	15 mg Cholesterin
39 g Kohlenhydrate	3 g mehrf. unges. FS

Zutaten für 2 Personen

4 EL Haferflocken

2 EL Amaranth (gepoppt)

2 EL gehackte Paranüsse

2 EL getrocknete, gewürfelte Aprikosen

250 ml Bio-Vollmilch

1 Apfel

60 g Heidelbeeren

Zubereitung

Die Haferflocken, den Amaranth, die gehackten Paranüsse und die gewürfelten Aprikosen in der Milch über Nacht einweichen. Am Morgen den Apfel schälen, klein schneiden und mit den Heidelbeeren untermengen.

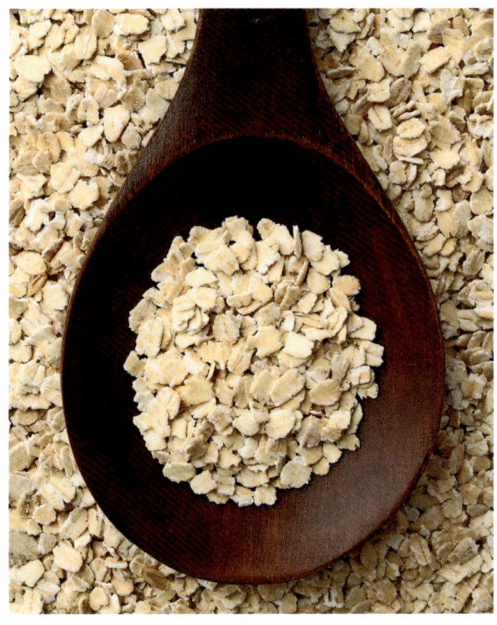

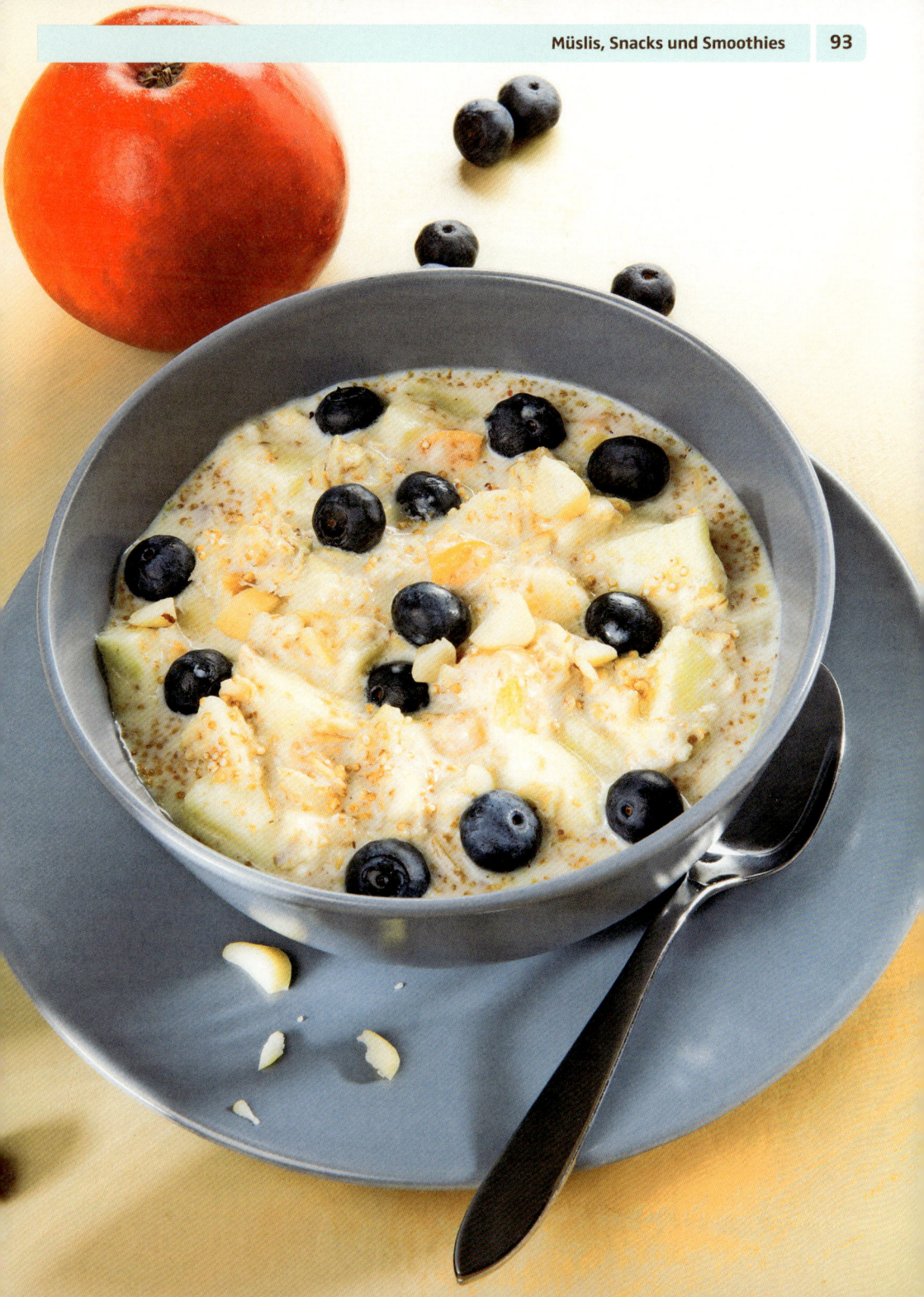

Birnenmüsli mit Walnüssen und Goji-Beeren

Zubereitungszeit: 15 Minuten
Einweichzeit: über Nacht

Eine Portion enthält ca.:

380 kcal/1588 kJ	14 g Ballaststoffe
12 g Eiweiß	4,8 BE
7 g Fett	0 mg Cholesterin
62 g Kohlenhydrate	3 g einf. unges. FS

Zutaten für 2 Personen

6 EL Haferflocken

2 EL Weizenkleie

2 EL getrocknete Heidelbeeren

250 ml Sojamilch

3 Birnen

8 Walnusshälften

1 EL Goji-Beeren, getrocknet

Zubereitung

Die Haferflocken und die Weizenkleie mit den getrockneten Heidelbeeren in der Sojamilch über Nacht einweichen. Am Morgen die Birnen waschen, klein schneiden und untermengen. Die Walnüsse klein hacken und mit den Goji-Beeren darauf verteilen.

Avocado-Knäcke mit Keimlingen

Zubereitungszeit: 20 Minuten

Eine Portion enthält ca.:

400 kcal/1672 kJ	8 g Ballaststoffe
10 g Eiweiß	3,3 BE
16 g Fett	0 mg Cholesterin
47 g Kohlenhydrate	2 g mehrf. unges. FS

Zutaten für 2 Personen

½ reife Avocado

4 Scheiben Vollkornknäckebrot

4 Tomaten

2 EL Keimlinge (Roggen, Weizen)

1 TL Avocadokern, fein gerieben

Salz

Pfeffer

Zubereitung

Die Avocado schälen und das Fruchtfleisch mit einer Gabel cremig rühren. Das Vollkornknäckebrot dünn damit bestreichen. Die Tomaten waschen, in dünne Scheiben schneiden und auf dem Brot verteilen. Mit den Keimlingen bestreuen und mit geriebenem Avocadokern, Salz und Pfeffer würzen.

TIPP

Keimlinge stecken voller Vitamine, gut verfügbarer Mineralstoffe, Enzyme, Antioxidantien und sekundärer Pflanzenstoffen.

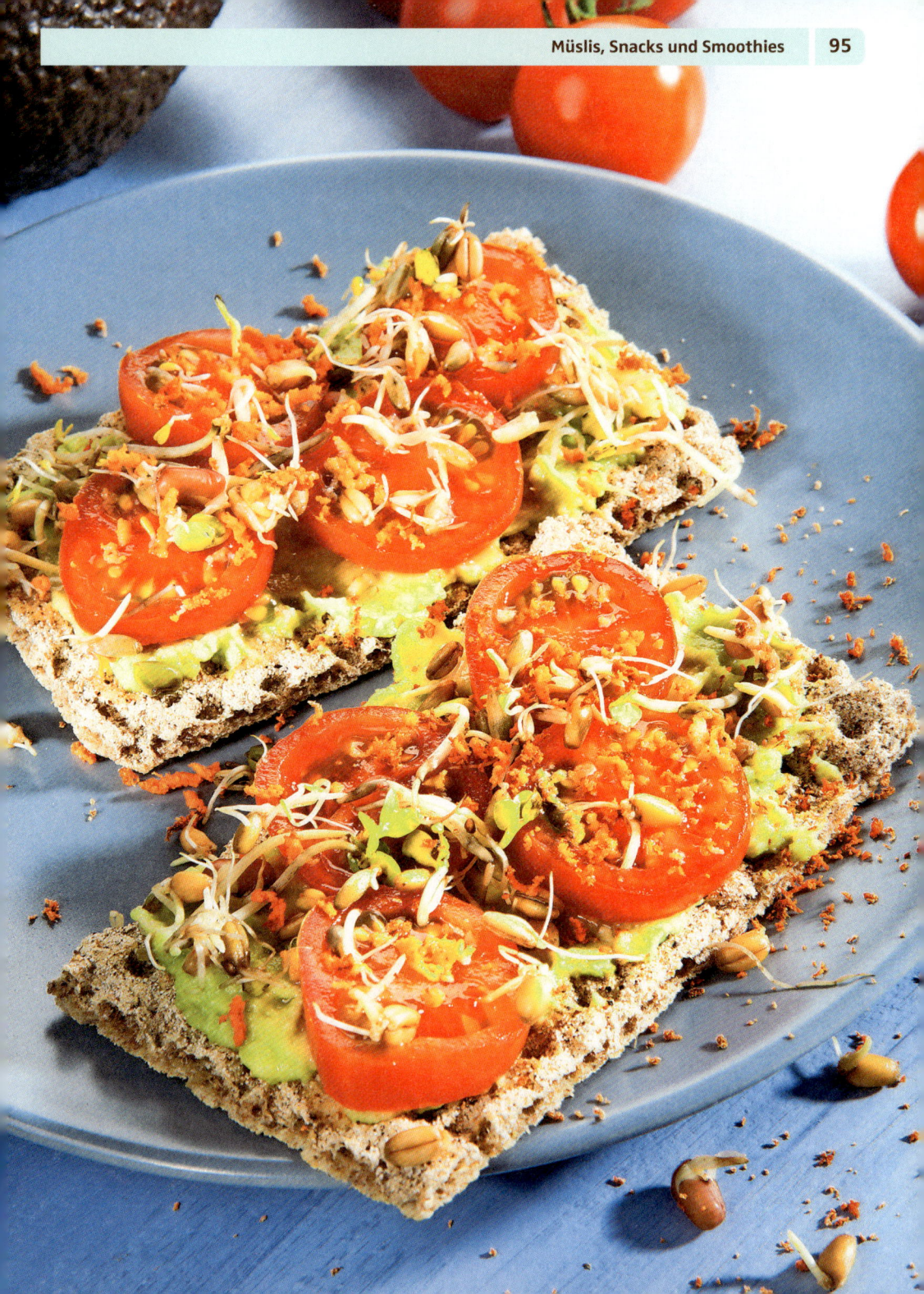

Pikanter Hummus-Aufstrich mit Datteln

Zubereitungszeit: 25 Minuten

Eine Portion enthält ca.:

229 kcal/957 kJ	7 g Ballaststoffe
10 g Eiweiß	2,4 BE
7 g Fett	0 mg Cholesterin
29 g Kohlenhydrate	3 g mehrf. unges. FS

Zutaten für 4 Personen

1 Zwiebel

1 Knoblauchzehe

400 g gekochte Kichererbsen

Saft einer halben Zitrone

Saft einer halben Orange

3 EL Tahin (Sesampaste)

etwas Kreuzkümmel

1 TL Oregano

1–2 TL Bio-Sojasauce (ohne Zusätze)

6 getrocknete Tomaten

2 getrocknete Datteln

Zubereitung

Zwiebel und Knoblauch abziehen und zerteilen. Die Kichererbsen in ein Sieb abschütten und mit kaltem Wasser abbrausen.

Die Kichererbsen mit Zwiebel, Knoblauch, Zitronensaft, Orangensaft und Sesampaste in einen Mixbecher geben und pürieren. Das Ganze mit Kreuzkümmel, Oregano, Sojasauce, getrockneten Tomaten und entkernten Datteln vermengen. Erneut pürieren und dabei gut durchmischen.

TAHIN

Tahin, auch bekannt als Sesammus, ist fein mit Öl vermahlener gerösteter Sesam und unabdingbar für ein gutes Hummus-Rezept. Sesam ist reich an Calcium, Magnesium, Eisen und B-Vitaminen. Für Vegetarier und Veganer ist Sesam und Tahin eine wunderbare Möglichkeit, ihren Körper mit Calcium zu versorgen. Sie erhalten Tahin im Reformhaus oder Bioladen.

Power-Smoothie mit Paprika

Zubereitungszeit: 20 Minuten

Eine Portion enthält ca.:

332 kcal/1388 kJ	7 g Ballaststoffe
17 g Eiweiß	2,9 BE
12 g Fett	3 mg Cholesterin
34 g Kohlenhydrate	2 g mehrf. unges. FS

Zutaten für 2 Personen

1 Avocado (120 g Fruchtfleisch)

1 gelbe Paprikaschote

200 ml Bio-Milch, 1,5 % Fett

2 EL Erdmandeln

4 EL feine Haferflocken

Salz

Pfeffer aus der Mühle

300 g Joghurt, 1,5 % Fett

Zubereitung

Die Avocado waschen, entkernen, schälen und klein schneiden. Die gelbe Paprikaschote halbieren, entkernen und waschen. Die Milch mit Erdmandeln, Haferflocken, Avocado und Paprikaschote in einen Mixbecher geben. Salz und Pfeffer nach Geschmack zufügen und fein pürieren. Den Joghurt zufügen, durchmixen und in zwei hohe Gläser füllen.

ERDMANDELN

Erdmandeln sind sehr ballaststoffreich und haben dadurch eine hohe Sättigungswirkung. Sie helfen daher bei Darmträgheit oder zur Gewichtsreduktion. Zudem sind sie reich an ungesättigten Fettsäuren wie Linolsäure, Mineralstoffen und sekundären Pflanzenstoffen.

Goldene Milch

Zubereitungszeit: 20 Minuten

Eine Portion enthält ca.:

282 kcal/1179 kJ	2 g Ballaststoffe
2 g Eiweiß	3,2 BE
13 g Fett	0 mg Cholesterin
37 g Kohlenhydrate	2 g mehrf. unges. FS

Zutaten für 1 Person

1 EL Kurkuma

120 ml Wasser

1 cm frischer Ingwer

Muskatnuss, frisch gerieben

350 ml Mandelmilch, ohne Zuckerzusatz

1–2 EL Agavendicksaft oder Ahornsirup

1 Prise Zimtpulver

1 TL natives Kokosöl

1 Prise schwarzer Pfeffer

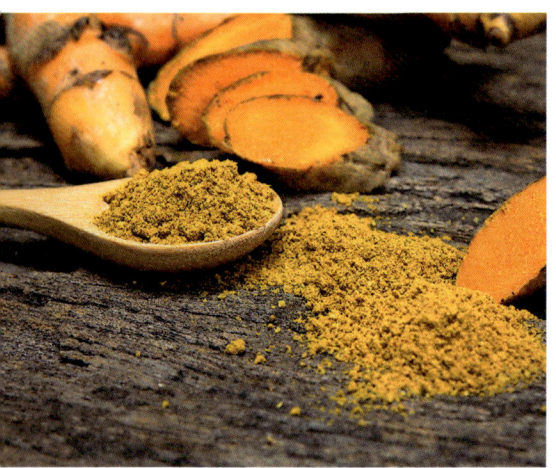

Zubereitung

Das Kurkuma-Pulver in einen Topf geben und 120 ml Wasser dazu gießen. Kurkuma mit dem Wasser verrühren und erhitzen. Den Ingwer schälen und mit einer Reibe in die langsam andickende Flüssigkeit reiben. Die geriebene Muskatnuss ebenfalls dazugeben.

Die Mischung so lange unter ständigem Rühren köcheln lassen, bis sich eine aromatisch duftende Paste gebildet hat. Die Paste in ein Schälchen füllen (ergibt etwa einen EL).

Mandelmilch in einen Topf erhitzen und die Kurkuma-Paste mit einem Schneebesen einrühren. Agavendicksaft, Zimt und das Kokosöl zugeben, unterrühren und die „Goldene Milch" noch zwei Minuten köcheln lassen. Mit Pfeffer würzen und heiß genießen.

SALATE UND SUPPEN

Pikanter Kartoffelsalat

Zubereitungszeit: 30 Minuten

Eine Portion enthält ca.:

306 kcal/1279 kJ	6 g Ballaststoffe
5 g Eiweiß	2,2 BE
18 g Fett	0 mg Cholesterin
26 g Kohlenhydrate	4 g mehrf. unges. FS

Zutaten für 4 Personen

500 g Kartoffeln

Salz

Kümmel

1 Bund Radieschen

1 reife Avocado

2 EL Distelöl

2 EL Weißweinessig

Pfeffer aus der Mühle

Agavendicksaft

100 g Kresse (1 Schachtel)

Zubereitung

Die Kartoffeln gründlich waschen und mit der Schale in Salzwasser mit etwas Kümmel garen. Abschütten, ausdampfen lassen, pellen und in dünne Scheiben schneiden.

Die Radieschen putzen, waschen und in Scheiben schneiden. Avocado halbieren, den Kern entfernen, die Hälften nochmals halbieren, die Schale abziehen, das Fruchtfleisch in Streifen schneiden.

Aus Distelöl, Weißweinessig, ½ Tasse Wasser, Salz, Pfeffer und wenig Agavendicksaft ein pikantes Dressing rühren und Kartoffeln, Radieschen, Avocado und Kresse damit anmachen und durchziehen lassen. Zum Schluss würzig mit Salz, Pfeffer und wenn nötig noch etwas Essig abschmecken.

Avocadosalat mit Kokos und Orangen

Zubereitungszeit: 30 Minuten

Eine Portion enthält ca.:

1083 kcal/4527 kJ	19 g Ballaststoffe
11 g Eiweiß	3,0 BE
94 g Fett	0 mg Cholesterin
36 g Kohlenhydrate	6 g mehrf. unges. FS

Zutaten für 2 Personen

2 reife Avocados

2 Bio-Orangen

200 g Kokosfleisch (frisch)

6 getrocknete Datteln (ohne Kern)

Salz

Pfeffer aus der Mühle

2 EL Kokosöl

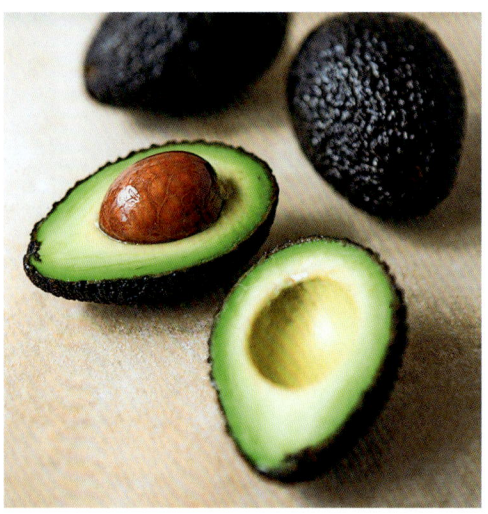

Zubereitung

Die Avocados halbieren, schälen, entkernen und in 1 cm dicke Scheiben schneiden. Die Orangen oben und unten begradigen, auf die Arbeitsfläche stellen und dick abschälen.

Die geschälten Orangen in die hohle Hand legen und mit einem scharfen Messer beidseitig an den weißen Zwischenhäuten keilförmig zur Mitte schneiden und die Filets ohne Häute herausnehmen.

Das Kokosfleisch klein schneiden. Die Datteln in Streifen schneiden. Alles im Wechsel auf zwei Tellern anrichten. Mit Salz und Pfeffer würzen und mit dem Kokosöl beträufeln.

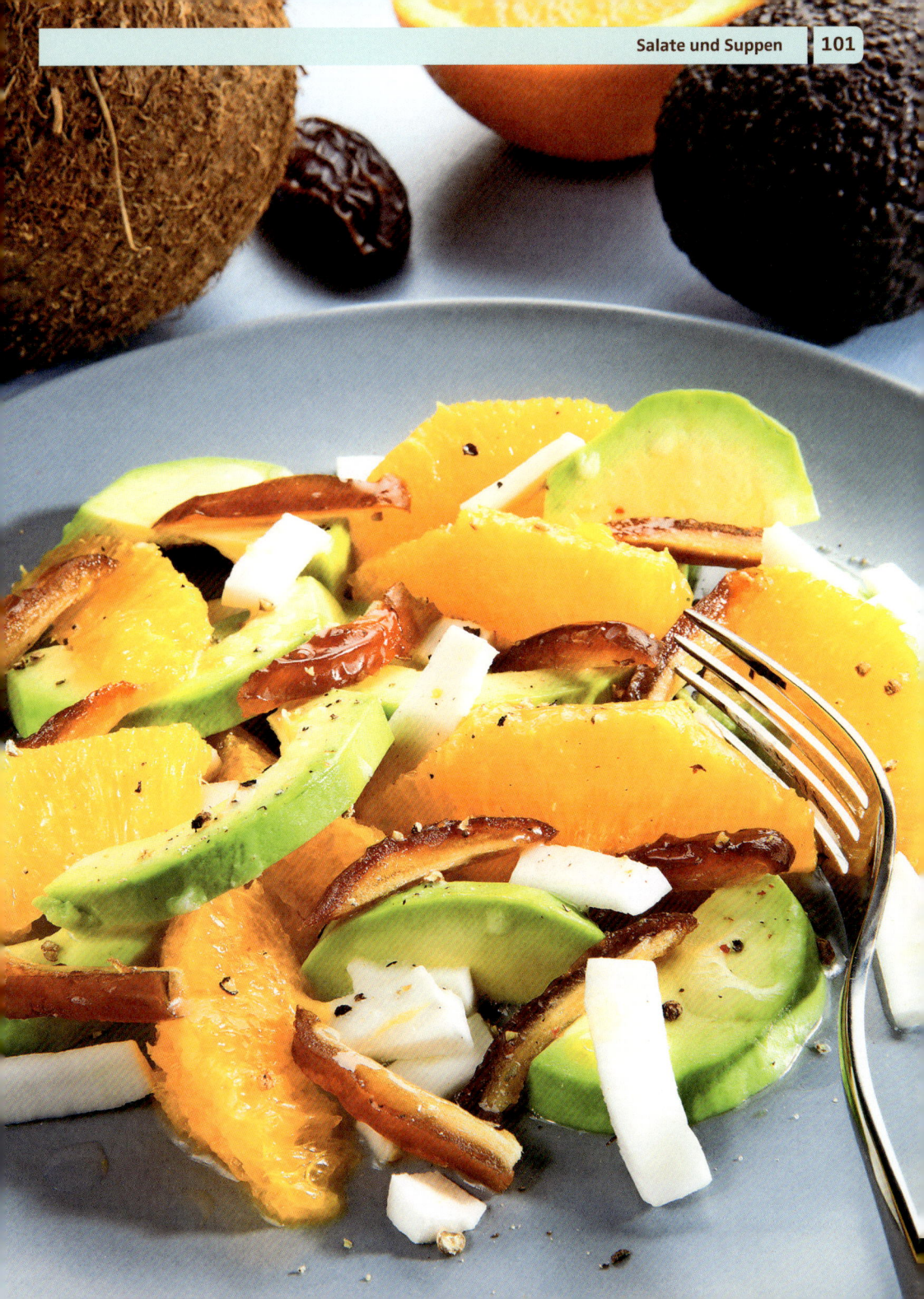

Rote-Bete-Apfel-Salat

Zubereitungszeit: 45 Minuten
Ruhezeit: 3 Stunden

Eine Portion enthält ca.:

296 kcal/1237 kJ	10 g Ballaststoffe
3 g Eiweiß	2,5 BE
17 g Fett	0 mg Cholesterin
30 g Kohlenhydrate	11 g mehrf. unges. FS

Zutaten für 2 Personen

2 Rote Bete

2 Äpfel

1 Zwiebel

4 EL Distelöl

1 EL Apfelessig

1 EL Zitronensaft

1 TL Ahornsirup

Salz

Pfeffer aus der Mühle

Kümmel, gemahlen

Koriander, gemahlen

Zubereitung

Die Rote Bete waschen, schälen und roh raspeln oder in Streifen schneiden. Die Äpfel schälen, entkernen und ebenfalls raspeln oder in Streifen schneiden. Die Zwiebel abziehen und sehr fein würfeln.

Aus Distelöl, Apfelessig, Zitronensaft, Ahornsirup, Salz, Pfeffer, Kümmel und Koriander ein Dressing rühren und pikant abschmecken.

Die vorbereiteten Rote Bete, Äpfel und Zwiebelwürfel zum Dressing geben, gut durchrühren und mindestens 3 Stunden, am besten über Nacht gut durchziehen lassen. Vor dem Anrichten gut durchrühren und nochmals abschmecken.

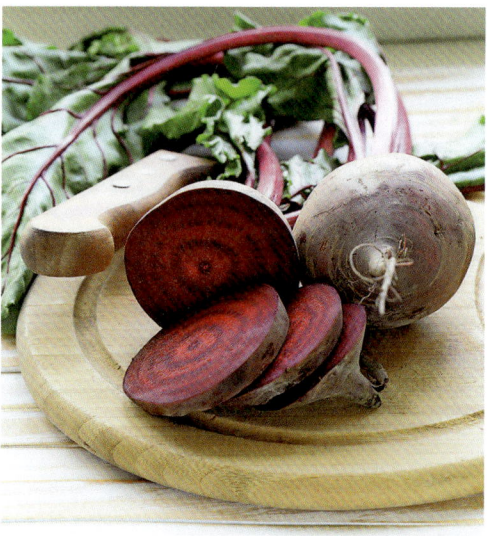

Rote Bohnensuppe mit Chili

Zubereitungszeit: 35 Minuten

Eine Portion enthält ca.:

352 kcal/1471 kJ	24 g Ballaststoffe
20 g Eiweiß	3,5 BE
10 g Fett	0 mg Cholesterin
41 g Kohlenhydrate	4 g mehrf. unges. FS

Zutaten für 2 Personen

1 kleine Zwiebel

1 rote Paprikaschote

1 kleine Stange Lauch

200 g rote Bohnen (Dose)

1 TL Rapsöl

½ Chilischote

1 Knoblauchzehe

1 Tomate

1 l Gemüsebrühe

Salz

Pfeffer aus der Mühle

Zubereitung

Die Zwiebel abziehen und in feine Würfel schneiden. Paprikaschote putzen, entkernen, waschen und das Fruchtfleisch ebenfalls klein würfeln. Lauch waschen, der Länge nach vierteln und in dünne Streifen schneiden. Die Bohnen in ein Sieb abgießen.

Rapsöl in einem Suppentopf erhitzen und die Zwiebelwürfeln, Paprikawürfel und den Lauch darin anbraten. Die Chilischote waschen, klein hacken und dazugeben. Knoblauch abziehen, in dünne Scheiben schneiden und mit den Bohnen zufügen. Die Tomate waschen, klein schneiden, mit dem Mixer pürieren und mit der Gemüsebrühe dazugeben. Die Suppe kurz aufkochen lassen. Mit Salz und Pfeffer würzen und bei mittlerer Hitze etwa 10 bis 15 Minuten garen. Mit Salz und Pfeffer abschmecken und anrichten.

CHILI

Der „Scharfmacher" Capsaicin in der Chili wirkt antioxidativ, entzündungshemmend, schmerzlindernd, immunstärkend und appetitzügelnd. Feuriges-scharfes Essen kann unsere Stimmung heben, Pfunde schmelzen lassen und vor Krankheiten schützen!

Feurige Hokkaidokürbis-Suppe

Zubereitungszeit: 40 Minuten	

Eine Portion enthält ca.:

292 kcal/1221 kJ	3 g Ballaststoffe
7 g Eiweiß	0,9 BE
23 g Fett	45 mg Cholesterin
10 g Kohlenhydrate	4 g mehrf. unges. FS

Zutaten für 4 Personen

800 g Hokkaidokürbis

1 rote Paprikaschote

1 EL Kokosöl

1 l Gemüsebrühe

1 Sternanis

¼ TL Kurkuma

200 g Sahne

Salz

weißer Pfeffer

frisch geriebener Ingwer

wenig Chilipulver

4 EL geröstete Kürbiskerne

Zubereitung

Den Kürbis waschen, halbieren und die Kerne mit einem Esslöffel entfernen. Paprikaschote entkernen und waschen. Kürbis und Paprika in kleine Stücke schneiden. Das Kokosöl in einem Kochtopf erhitzen und Kürbis und Paprika darin leicht anbraten lassen.

Gemüsebrühe, Sternanis und Kurkuma dazugeben und das Ganze bei mittlerer Hitze etwa 30 Minuten kochen. Ab und zu umrühren und wenn nötig etwas Wasser zugeben. Sternanis entfernen, die Sahne zufügen, unterrühren und die Suppe mit einem Mixstab pürieren.

Die Suppe mit Salz, weißem Pfeffer, frisch geriebenem Ingwer und ein wenig Chilipulver feurig-pikant abschmecken. Die Suppe in Tellern anrichten und mit gerösteten Kürbiskernen bestreuen.

VEGETARISCHE UND MEDITERRANE GERICHTE

Pikante Gemüse-Frikadellen

Zubereitungszeit: 35 Minuten	
Eine Portion enthält ca.:	
389 kcal/1626 kJ	5 g Ballaststoffe
17 g Eiweiß	2,1 BE
22 g Fett	135 mg Cholesterin
25 g Kohlenhydrate	3 g mehrf. unges. FS

Zutaten für 2 Personen

160 g Magerquark

4 EL Dinkel-Semmelbrösel

1 Zwiebel

1 Knoblauchzehe

2 Karotten

1 kleine Zucchini

1 TL Butter

Salz, Pfeffer aus der Mühle

1 Bund Dill

1 Ei

1 TL Rapsöl

Zubereitung

Den Quark mit den Dinkel-Semmelbröseln verrühren und quellen lassen. In der Zwischenzeit die Zwiebel und die Knoblauchzehe abziehen und in feine Würfel schneiden.

Die Karotten schälen, Zucchini waschen, putzen und beides grob raspeln. Die Butter in einer Pfanne erhitzen und die Zwiebelwürfeln mit dem Knoblauch und die Karotten- und Zucchiniraspeln darin andünsten und abkühlen lassen.

Anschließend zu der Quarkmischung geben und mit Salz, Pfeffer und fein geschnittenem Dill würzen. Das Ei gut verquirlen und unter die Masse heben.

Acht kleine Frikadellen formen und in einer beschichteten Pfanne mit wenig Rapsöl von beiden Seiten etwa 5 Minuten braten.

Paprika-Couscous mit Chiasamen

Zubereitungszeit: 45 Minuten

Eine Portion enthält ca.:

470 kcal/1965 kJ	15 g Ballaststoffe
16 g Eiweiß	5,5 BE
13 g Fett	0 mg Cholesterin
65 g Kohlenhydrate	4 g mehrf. unges. FS

Zutaten für 2 Personen

2 Stängel Oregano

125 g Couscous

Salz

1 Zucchini

1 rote Paprikaschote

1 gelbe Paprikaschote

1 kleiner Brokkoli

2 EL Kokosöl

Pfeffer aus der Mühle

2 EL Chiasamen

wenig Cayennepfeffer

Zubereitung

Oregano waschen, trocken schütteln, Blättchen abzupfen und fein hacken. Den Couscous mit kochendem Wasser übergießen, mit Salz und Oregano würzen. Zugedeckt nach Packungsanweisung quellen lassen.

Die Zucchini waschen, putzen, der Länge nach halbieren und in dünne Scheiben schneiden. Die Paprikaschoten putzen, waschen und in sehr feine Streifen schneiden. Den Brokkoli waschen, putzen und in Scheiben schneiden. Das Kokosöl in einer Pfanne erhitzen und die Paprikastreifen, Zucchinistücke und Brokkolischeiben darin etwa 10 Minuten braten. Mit Salz und Pfeffer würzen.

Die Chiasamen mit Zucchini und Paprika unter das Couscous mischen. Zum Schluss mit Salz und wenig Cayennepfeffer würzig abschmecken.

CHIASAMEN

Chiasamen werden zum Superfood gezählt. Die kleinen geschmackslosen Samen haben einen sehr hohen Gehalt an den wichtigen Omega-3-Fettsäuren, an Proteinen, Calcium, Eisen, Zink, Vitamin B3 sowie Ballaststoffen. Sie müssen Chiasamen nicht vorher quellen lassen, aber um alle Nährstoffe aufnehmen zu können, wäre es das Beste, die Samen zu mahlen. Das geht mit einem kleinen Mixer oder einer Kaffeemühle ganz leicht. Getreidemühlen sollte man nicht verwenden, weil die Samen sehr ölhaltig sind und das Mahlwerk verkleben.

Kürbiscurry mit grünen Bohnen

Zubereitungszeit: 40 Minuten	
Eine Portion enthält ca.:	
193 kcal/807 kJ	3 g Ballaststoffe
4 g Eiweiß	1 BE
13 g Fett	0 mg Cholesterin
12 g Kohlenhydrate	1 g mehrf. unges. FS

Zutaten für 2 Personen

100 g grüne Bohnen

200 g Hokkaidokürbis

2 EL Kokosöl

150 ml Kokosmilch

1 TL Currypulver

150 ml Gemüsebrühe

Salz

1 EL Limettensaft

1 TL Korianderblätter, fein gehackt

2 EL geröstete Cashewkerne

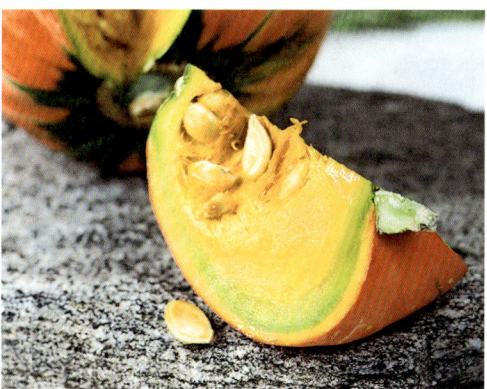

Zubereitung

Die Bohnen putzen, waschen und in feine schräge Scheiben schneiden. Den Kürbis waschen, halbieren, entkernen und das Fruchtfleisch in kleine Würfel (5 mm Seitenlänge) schneiden. Das Kokosöl in einen Wok oder in eine beschichtete Pfanne geben und erhitzen.

Von der dickflüssigen Kokosmilch, die sich an Dosenrand abgesetzt hat, etwa 2 EL mit dem Currypulver hinzufügen, Hitze reduzieren und das Ganze unter ständigem Rühren 5 Minuten köcheln lassen.

Die übrige Kokosmilch, Gemüsebrühe und den Kürbis hinzufügen und 10 Minuten köcheln lassen. Grüne Bohnen dazugeben und weitere 8 Minuten garen, bis das Gemüse weich ist. Mit Salz, Limettensaft und Koriandergrün abschmecken, anrichten und die Cashewkerne darüberstreuen.

Wrap mit Paprika und Räuchertofu

Zubereitungszeit: 40 Minuten

Eine Portion enthält ca.:

332 kcal/1388 kJ	8 g Ballaststoffe
17 g Eiweiß	2,5 BE
16 g Fett	7 mg Cholesterin
27 g Kohlenhydrate	5 g mehrf. unges. FS

Zutaten für 2 Personen

6 Blätter Eisbergsalat

1 rote Paprikaschote

1 gelbe Paprikaschote

200 g Räuchertofu

Salz

Pfeffer aus der Mühle

1 TL Rapsöl

2 Tortillawraps (Maismehl)

80 g Quark

½ TL Meerrettich, gerieben

Zubereitung

Eisbergsalat waschen und trocken schleudern. Die Paprikaschoten putzen, entkernen, waschen und in Streifen schneiden. Den Räuchertofu trocken tupfen und in Streifen schneiden.

Mit Salz und Pfeffer leicht würzen und in einer Pfanne mit heißem Öl von allen Seiten bei mittlerer Temperatur etwa 10 bis 12 Minuten braten. Herausnehmen und auf Küchenpapier legen.

Die Tortillawraps nach Packungsanweisung nacheinander in einer Pfanne erhitzen, herausnehmen und nebeneinander auf die Arbeitsplatte legen. Den Quark mit Meerrettich verrühren und mit Salz und Pfeffer kräftig würzen. Die Tortillawraps damit bestreichen. Mit Salat, Tofu und Paprikastreifen belegen, einrollen und schräg durchschneiden. Die Wraps dekorativ anrichten.

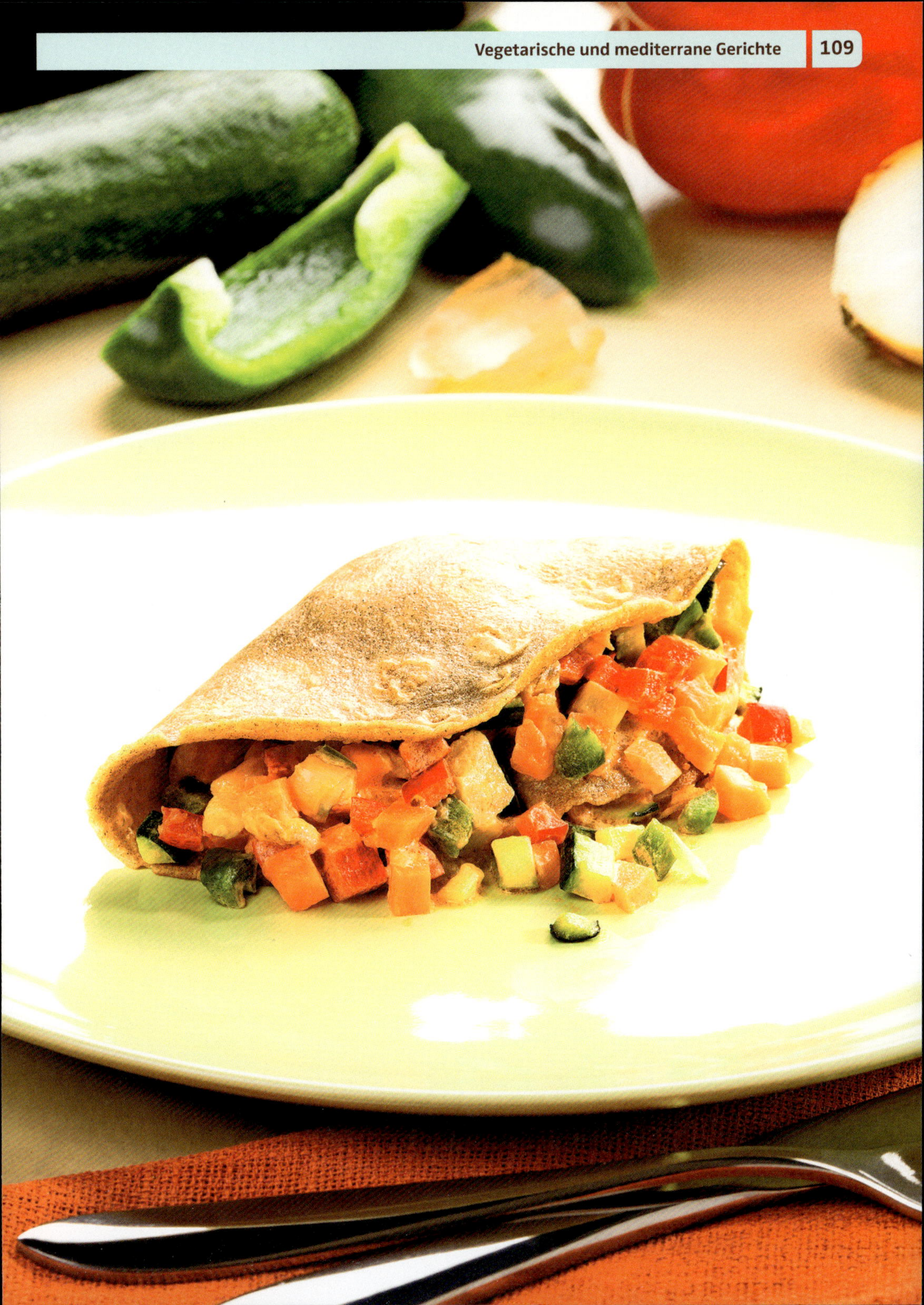

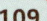

Pikanter Gemüsekuchen

Zubereitungszeit: 35 Minuten
Backzeit: 50 Minuten

Eine Portion enthält ca.:

343 kcal/1434 kJ	7 g Ballaststoffe
18 g Eiweiß	1,8 BE
19 g Fett	219 mg Cholesterin
21 g Kohlenhydrate	3 g mehrf. unges. FS

Zutaten für 4 Personen

1 Knoblauchzehe

1 Zwiebel

3 Eier

100 ml Sahne

150 ml Bio-Milch, 1,5 % Fett

100 g Magerquark

2 EL Kokosöl

30 g Walnüsse

20 g Erdnusskerne

40 g Teffmehl

Salz

Pfeffer aus der Mühle

800 g Gartengemüse (Karotten, Brokkoli, Zucchini, rote Paprikaschoten, Kohlrabi)

1 Kräuterbund

1 TL Kokosöl für die Form

Zubereitung

Knoblauch und Zwiebel abziehen und klein schneiden. Eier, Sahne, Milch, Quark, Kokosöl, Knoblauch, Zwiebel, Walnüsse, Erdnusskerne und das Teffmehl in einen Mixer geben, mixen und zu einem glatten Teig verarbeiten. Mit Salz und Pfeffer kräftig würzen.

Das Gemüse je nach Art putzen, waschen und in dünne Streifen oder Scheiben schneiden. Die Kräuter waschen, abzupfen, klein hacken, zum Teig geben und unterrühren.

Eine mit Backpapier ausgelegte Springform dünn mit Kokosöl ausstreichen. Das Gemüse in lockerer Folge darauf verteilen und mit dem Teig begießen. Das Ganze im vorgeheizten Backofen bei 175 °C etwa 50 Minuten goldbraun backen. Nach der halben Garzeit mit Backpapier abdecken.

TEFF

Teff gilt als kleinstes Getreide der Welt und wird auch als Zwerghirse bezeichnet. Es ist glutenfrei, besitzt aber sehr gute Backeigenschaften. Teff ist reich an Calcium, Magnesium und Eisen sowie Eiweiß.

Pikanter Tofu-Blechkuchen mit Steinpilzen

Zubereitungszeit: 40 Minuten
Ruhezeit: 1 Stunde
Backzeit: 15 Minuten

Eine Portion enthält ca.:

366 kcal/1530 kJ	11 g Ballaststoffe
18 g Eiweiß	3,8 BE
11 g Fett	0 mg Cholesterin
46 g Kohlenhydrate	5 g mehrf. unges. FS

Zutaten für 4 Personen

250 g Dinkelmehl

2 EL Rapsöl

Salz

150 ml Sojamilch

200 g Steinpilze

1 Zucchini

200 g Räuchertofu

2 rote Zwiebeln

300 g Sojajoghurt

½ TL Paprikapulver

½ TL Thymian, gerebelt

Pfeffer aus der Mühle

Mehl zum Ausrollen

2 EL Kapern

Zubereitung

Für den Teig Dinkelmehl, Rapsöl, einen kleinen TL Salz und Sojamilch in eine Schüssel geben und zu einem glatten Teig verkneten. Anschließend den Teig in Frischhaltefolie wickeln und eine Stunde ruhen lassen.

Den Backofen auf 240 °C vorheizen. Steinpilze putzen und der Länge nach in dünne Scheiben schneiden. Die Zucchini putzen, waschen und in dünne lange Scheiben schneiden oder hobeln. Den Räuchertofu abtrocknen und in feine Würfel schneiden. Die Zwiebeln abziehen und in dünne Streifen schneiden.

Den Sojajoghurt mit Paprikapulver, Thymian, Pfeffer und Salz würzen und verrühren. Den Teig bemehlen und dünn in Backblechgröße ausrollen. Auf ein mit Backpapier belegtes Backblech legen und den Sojajoghurt darauf verteilen.

Mit Steinpilzen, Zucchini und Tofu belegen. Die Zwiebelstreifen und Kapern darüberstreuen. Das Ganze im vorgeheizten Backofen etwa 15 Minuten knusprig backen. Herausnehmen, etwas abkühlen lassen und in vier Portionen teilen und anrichten.

Linsen-Reis-Gemüse mit gebratenem Tofu

Zubereitungszeit: 60 Minuten

Eine Portion enthält ca.:

506 kcal/2116 kJ	14 g Ballaststoffe
25 g Eiweiß	5,1 BE
16 g Fett	0 mg Cholesterin
61 g Kohlenhydrate	8 g mehrf. unges. FS

Zutaten für 2 Personen

200 g Tofu natur

1 Zwiebel

1 Karotte

1 Lauch

1 Bund Dill

2 EL Maiskeimöl

80 g Linsen

30 g Wildreis

50 g Vollkornreis

500 ml Gemüsebrühe

Salz

Pfeffer aus der Mühle

TOFU

Tofu basiert auf Soja und ist ein wertvoller Ersatz für Fleisch. Sein Proteingehalt ist sehr hoch. Tofu ist sehr kalorienarm (nur 72 kcal/100 g), steckt aber gleichzeitig voller wertvoller Inhaltsstoffe wie Calcium, Magnesium, Nikotinsäure, Kupfer, Kalium und Eisen.

Zubereitung

Den Tofu mit Küchenpapier abtrocknen. Anschließend in Scheiben schneiden und mit Salz und Pfeffer würzen. Die Tofuscheiben zugedeckt ziehen lassen. Inzwischen die Zwiebel abziehen und klein würfeln. Die Karotte schälen und ebenfalls klein würfeln. Den Lauch waschen, putzen und in Scheiben schneiden. Dill waschen, trocken schütteln und klein schneiden.

Einen EL vom Öl in einen Topf geben und erhitzen. Zwiebel, Karotte, Lauch, Linsen und Reis dazugeben und bei mittlerer Hitze anbraten. Mit der Gemüsebrühe aufgießen und einmal aufkochen lassen, anschließend unter mehrmaligem Umrühren das Ganze etwa 30 bis 40 Minuten garen lassen. Bei Bedarf Wasser nachfüllen.

Das übrige Öl in einer Pfanne erhitzen und die Tofuscheiben darin von beiden Seiten braten. Das Linsen-Reis-Gemüse gut durchrühren, mit Salz, Pfeffer und Dill abschmecken und mit dem gebratenen Tofu anrichten.

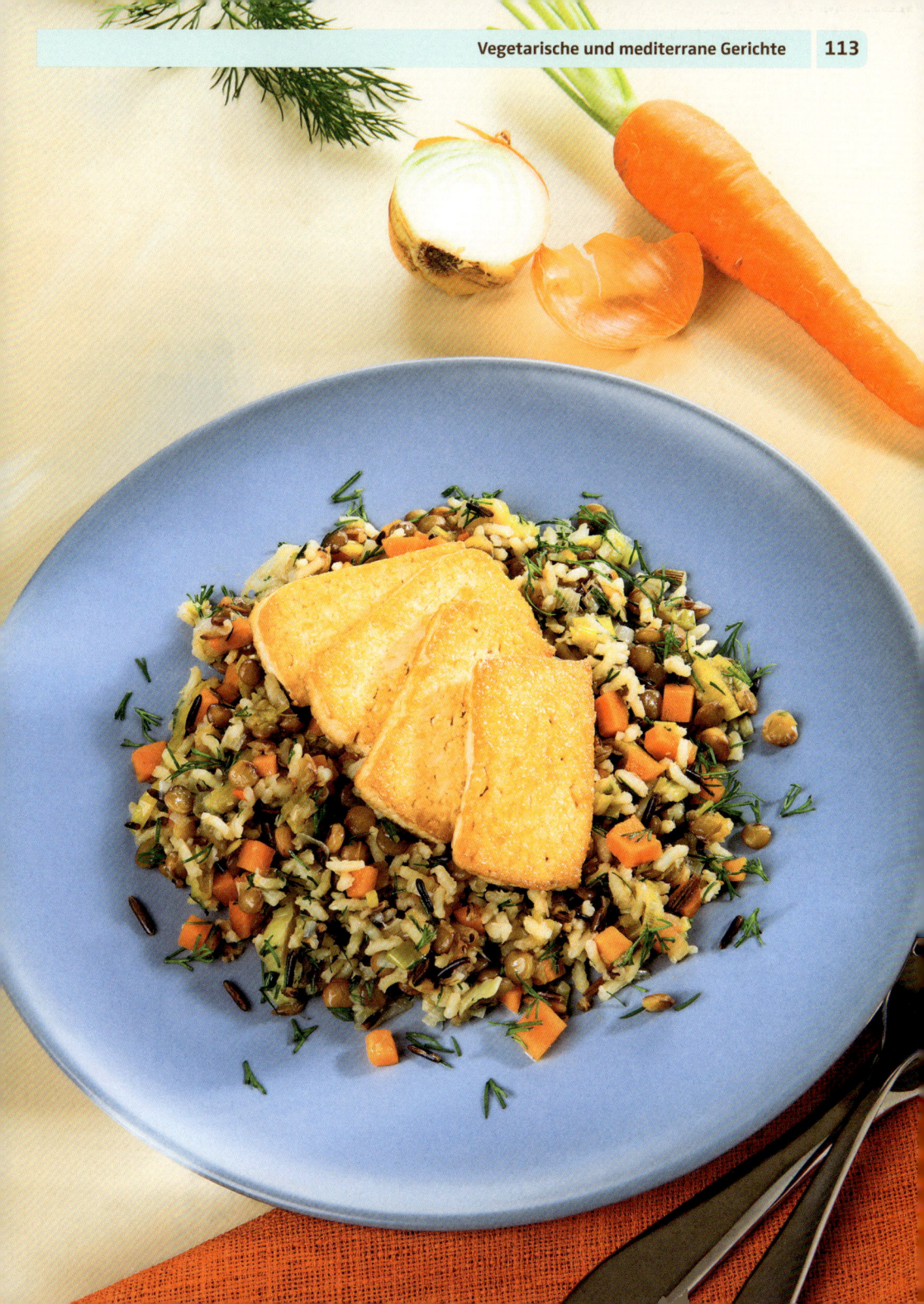

Kräuter-Brezen mit Sesam

Zubereitungszeit: 30 Minuten
Backzeit: 15 bis 20 Minuten

Ein Stück enthält ca.:

301 kcal/1258 kJ	4 g Ballaststoffe
9 g Eiweiß	2,3 BE
15 g Fett	42 mg Cholesterin
28 g Kohlenhydrate	2 g mehrf. unges. FS

Zutaten für 12 Brezen

100 g Kokosöl

250 g Magerquark

2 Eier

1 TL Honig

½ TL Salz

400 g Mehl

1 Pck. Backpulver

1 Bund frische Kräuter

100 g Haferflocken

Milch zum Bestreichen

3 EL Sesam

Zubereitung

Das Kokosöl mit Quark, Eiern, Honig und Salz in eine Schüssel geben und gut verrühren. Das Mehl mit Backpulver mischen, zur Quarkmasse geben und untermengen. Die Kräuter waschen, gut trocken schütteln, fein schneiden und mit den Haferflocken dazugeben.

Alles zu einem festen Teig verkneten, daraus eine Rolle formen, in 12 Teile schneiden und Brezen daraus formen. Die Kräuter-Brezen auf ein mit Backpapier belegtes Backblech legen. Mit Milch bestreichen, mit Sesam bestreuen und im vorgeheizten Backofen bei 200 °C etwa 15 bis 20 Minuten knusprig backen.

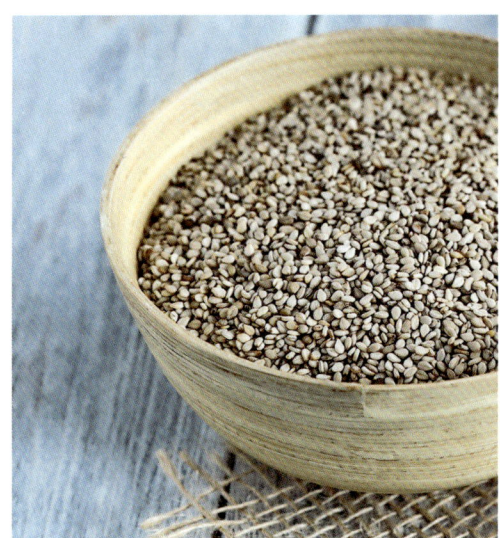

FISCH UND MEERESFRÜCHTE

Jakobsmuscheln mit Süßkartoffeln

Zubereitungszeit: 30 Minuten

Eine Portion enthält ca.:

495 kcal/2069 kJ	10 g Ballaststoffe
17 g Eiweiß	2,4 BE
31 g Fett	150 mg Cholesterin
29 g Kohlenhydrate	2 g mehrf. unges. FS

Zutaten für 2 Personen

1 Süßkartoffel (Batate)

2 Steinpilze

1 Bund Basilikum

100 g Kokosfleisch (frisch)

3 EL Kokosöl

Saft von 1 Bio-Zitrone

2 Tomaten

200 g Jacobsmuschelfleisch

Salz

Pfeffer aus der Mühle

Zubereitung

Die Süßkartoffel waschen, schälen und in Würfel schneiden. Die Pilze mit Küchenkrepp abreiben und in feine Scheiben schneiden. Das Basilikum zusammen mit dem Kokosfleisch, 2 EL Kokosöl, Zitronensaft und den Tomaten in einem Mixbecher mit dem Pürierstab pürieren.

Die Jakobsmuscheln kalt abbrausen, trocken tupfen und mit Salz und Pfeffer würzen. Das übrige Kokosöl in einer Pfanne erhitzen und die Kartoffelwürfel und Muscheln darin etwa 10 Minuten braten.

Zum Schluss die Pilze dazugeben und etwa 5 Minuten braten, bis alle Zutaten gar sind. Mit Salz und Pfeffer abschmecken und mit dem Tomaten-Kokos-Pesto anrichten.

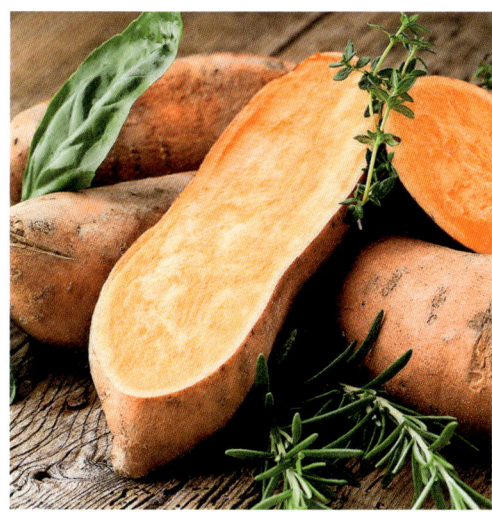

Dorschfilet auf Süß-kartoffel-Spinat-Ragout

Zubereitungszeit: 30 Minuten

Eine Portion enthält ca.:

706 kcal/2952 kJ	16 g Ballaststoffe
52 g Eiweiß	3,5 BE
31 g Fett	175 mg Cholesterin
42 g Kohlenhydrate	3 g mehrf. unges. FS

Zutaten für 2 Personen

500 g Blattspinat

1 Tomate

1 mittelgroße Süßkartoffel (Batate)

Salz

1 EL Butter

1 EL Teffmehl

200 ml Gemüsebrühe

100 ml Sahne

60 g geriebener Emmentaler

weißer Pfeffer

2 Dorschfilets à 180 g

1 TL Rapsöl

Zubereitung

Den Blattspinat gründlich waschen, putzen und dabei große Stängel entfernen. Die Tomate brühen, kalt abschrecken, abziehen, entkernen und das Fruchtfleisch würfeln. Die Süßkartoffel waschen, schälen, in Würfel (1 cm) schneiden und in Salzwasser weich kochen. Den Blattspinat in kochendem Salzwasser kurz blanchieren und in einem Sieb abtropfen lassen.

Für die Soße die Butter in einem Topf schmelzen. Das Mehl unter Rühren einstreuen, mit Gemüsebrühe und Sahne aufgießen und die Soße unter ständigem Rühren aufkochen lassen. Den Spinat und den geriebenen Emmentaler zugeben und unterrühren. Die Tomatenwürfel unterrühren und mit Salz und weißem Pfeffer abschmecken.

Die Dorschfilets kalt abbrausen, trocken tupfen und auf beiden Seiten leicht salzen. Das Rapsöl in einer beschichteten Pfanne erhitzen und die Fischfilets darin bei mittlerer Hitze von beiden Seiten etwa 8 bis 10 Minuten braten. Die Süßkartoffeln abschütten, zum Spinat geben und mit den Dorschfilets anrichten.

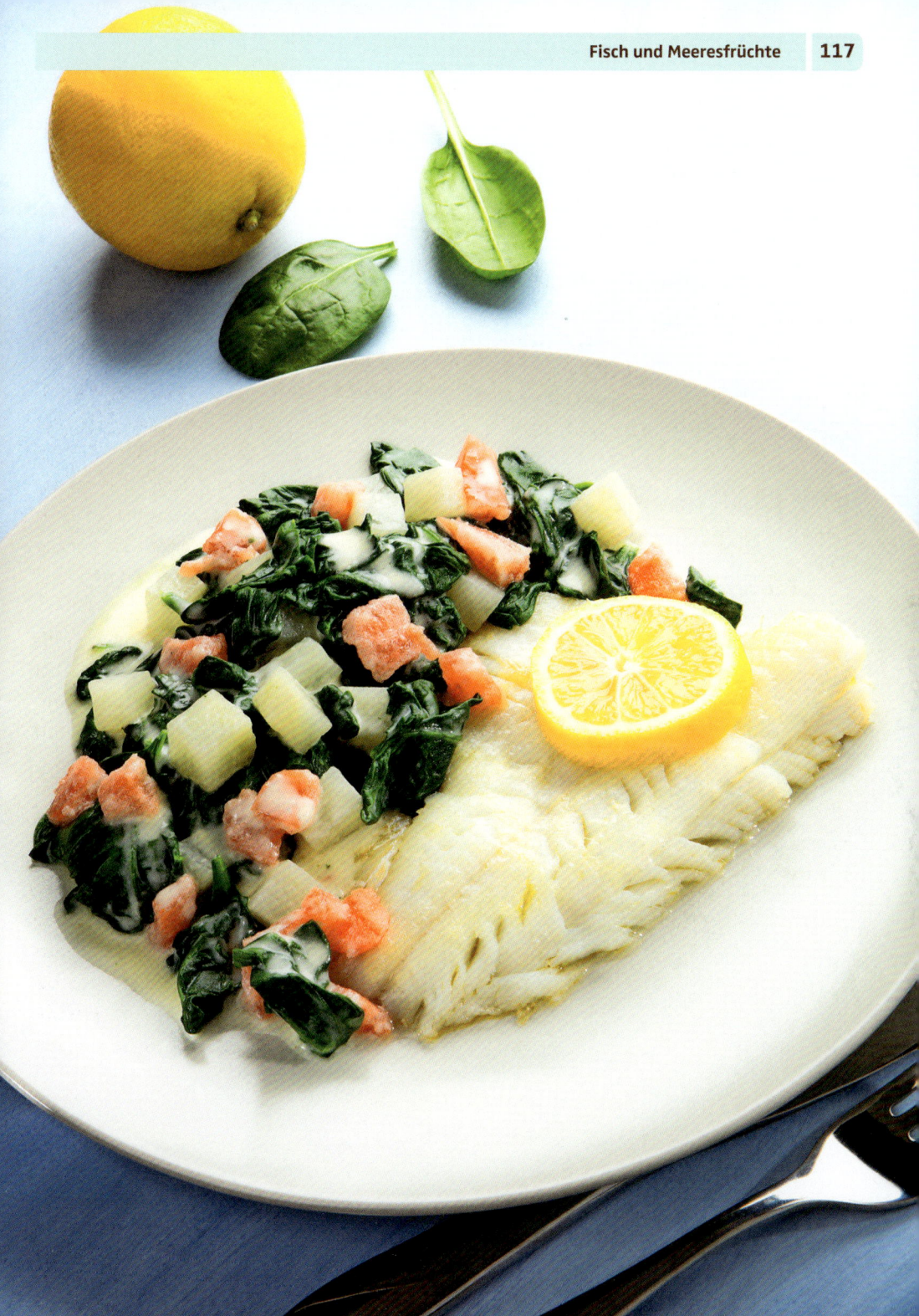

Garnelen-Cocktail in Joghurtdressing

Eine Portion enthält ca.:

197 kcal/823 kJ	1 g Ballaststoffe
15 g Eiweiß	1,2 BE
8 g Fett	110 mg Cholesterin
13 g Kohlenhydrate	3 g mehrf. unges. FS

Zutaten für 2 Personen

1 rote Paprikaschote

150 g Joghurt

1 EL Tomatenketchup

1 EL Distelöl

½ Bio-Zitrone, Saft

Salz

1 TL Agavendicksaft

Pfeffer aus der Mühle

Worcestersoße

½ TL Thymianblättchen

wenig Chilipulver

125 g Bio-Garnelen, servierfertig, gekocht

Zubereitung

Die Paprikaschote halbieren, putzen, entkernen, waschen und das Fruchtfleisch in kleine Würfel schneiden. Für das Dressing den Joghurt mit Tomatenketchup, Distelöl und dem Zitronensaft in einer Schüssel glatt rühren.

Paprikawürfel zugeben. Mit Salz, Agavendicksaft und Pfeffer würzen und mit Worcestersoße, Thymian und ein wenig Chilipulver würzig und pikant abschmecken.

Die Garnelen in ein Sieb geben und mit warmem Wasser abbrausen. Abtropfen lassen und auf Küchenpapier abtrocknen. Die Garnelen in das Dressing geben, gut durchmengen und anrichten.

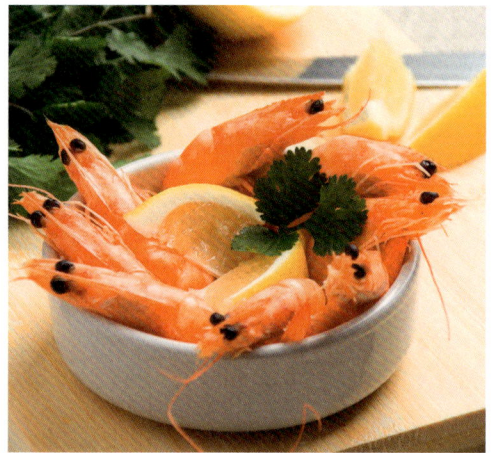

Gemüsepaella mit Fischfiletstreifen

Zubereitungszeit: 50 Minuten

Eine Portion enthält ca.:

848 kcal/3545 kJ	21 g Ballaststoffe
58 g Eiweiß	7,2 BE
24 g Fett	91 mg Cholesterin
86 g Kohlenhydrate	8 g mehrf. unges. FS

Zutaten für 2 Personen

120 g Rundkornreis

Salz

1 Zwiebel

500 g Gemüse (Lauch, Brokkoli, Zucchini, Karotten, Paprikaschoten)

180 g Lachsfilet

180 g Makrelenfilet

1 EL Rapsöl

Pfeffer aus der Mühle

1 Knoblauchzehe

1 EL gehackte Petersilie

500 ml Gemüsebrühe

1 Msp. Safran

1 EL Zitronensaft

Zubereitung

Den Reis nach Packungsanweisung in Salzwasser bissfest garen. In ein Sieb abschütten, kalt abbrausen und abtropfen lassen. Die Zwiebel abziehen und in kleine Würfel schneiden. Das Gemüse je nach Art waschen, putzen, schälen, entkernen und in mundgerechte Stücke schneiden.

Die Fischfilets kalt abbrausen, trocken tupfen und in mundgerechte Würfel schneiden. Das Rapsöl in einer großen Pfanne erhitzen und die Fischwürfel darin rundherum anbraten. Mit Salz und Pfeffer würzen. Den Knoblauch abziehen und dazudrücken.

Das Gemüse und die Zwiebeln dazugeben und mit anbraten. Die Petersilie mit dem vorgekochten Reis dazugeben. Mit der Gemüsebrühe aufgießen und aufkochen lassen.

Den Safran zufügen, vorsichtig unterrühren und das Gericht etwa 10 bis 15 Minuten bei mittlerer Hitze köcheln lassen. Zum Schluss mit Zitronensaft, Salz und Pfeffer abschmecken.

Wokgemüse mit Lachsfilet

Zubereitungszeit: 40 Minuten

Eine Portion enthält ca.:

597 kcal/2495 kJ	10 g Ballaststoffe
42 g Eiweiß	1,4 BE
36 g Fett	48 mg Cholesterin
16 g Kohlenhydrate	7 g mehrf. unges. FS

Zutaten für 2 Personen

300 g Lachsfilet

250 g Blumenkohl oder Brokkoli

2 Karotten

50 g Zuckerschoten

50 g Champignons

200 g grüner Spargel

2 EL Kokosöl

Salz

Pfeffer aus der Mühle

Saft von 1 Limette

4 EL Bio-Sojasoße (ohne Zusatzstoffe)

1 Msp. Sambal oelek

2 EL Cashewkerne

Zubereitung

Das Lachsfilet kalt abbrausen und in Streifen schneiden. Blumenkohl oder Brokkoli putzen, in Röschen teilen und in dünne Scheiben schneiden. Karotten, Zuckerschoten und Champignons putzen und klein schneiden. Den Spargel unten schälen und ebenfalls in dünne Scheiben schneiden.

Kokosöl in einem Wok oder einer beschichteten Pfanne erhitzen. Das Lachsfilet salzen, pfeffern und darin rundherum einige Minuten braten, herausnehmen und warm stellen. Den Blumenkohl oder den Brokkoli in Wok oder Pfanne einige Minuten kräftig anbraten.

Das restliche Gemüse zugeben und unter Wenden etwa 10 Minuten braten. Dann den Lachs dazugeben und mit Limettensaft, Sojasoße und Sambal oelek kräftig abschmecken. Das Ganze auf zwei Tellern anrichten und mit den Cashewkernen bestreuen.

SAMBAL OELEK

Sambal oelek ist eine dickflüssige, indonesische Gewürzpaste auf Chilibasis. Die Paste ist leuchtend rot und zeichnet sich durch ihre Schärfe aus. Sambal oelek wird gern als Dip zu Fleisch, Fisch und Gemüse gegessen.

Fischcurry mit Kokosmilch

Zubereitungszeit: 45 Minuten

Eine Portion enthält ca.:

889 kcal/3716 kJ	3 g Ballaststoffe
47 g Eiweiß	5,0 BE
45 g Fett	58 mg Cholesterin
60 g Kohlenhydrate	8 g mehrf. unges. FS

Zutaten für 2 Personen

120 g Basmatireis

Salz

1 cm Ingwerwurzel

1 Knoblauchzehe

2 EL Kokosöl

3 EL Bio-Sojasoße (ohne Zusatzstoffe)

200 ml Kokosmilch

1 EL gehackte Mandeln

360 g Lachsfilet

Chili aus der Mühle

4 EL grob gehackte Cashewkerne

1 TL Zitronensaft

Pfeffer aus der Mühle

Zubereitung

Den Basmatireis nach Packungsanweisung in Salzwasser bissfest garen, abschütten und warm stellen. Inzwischen den Ingwer schälen und in feine Streifen schneiden. Den Knoblauch abziehen und klein schneiden.

Für die Marinade Ingwer, Knoblauch, Kokosöl, Sojasoße, Kokosmilch und gehackte Mandeln in einen Mixbecher geben und mit dem Mixstab pürieren. Die Marinade in eine beschichtete Pfanne umfüllen und erhitzen.

Das Lachsfilet unter fließendem kalten Wasser abbrausen, trocken tupfen, in Streifen schneiden, salzen und vorsichtig in der heißen Marinade garziehen lassen. Mit Chili würzen.

Cashewkerne und Zitronensaft dazugeben und aufkochen lassen. Zum Schluss das Gericht mit Salz und Pfeffer pikant abschmecken. Den Basmatireis auf Tellern verteilen und das Fischcurry darauf anrichten.

Lachs und Dorsch mit Basilikum-Sesam-Kruste

Zubereitungszeit: 30 Minuten

Eine Portion enthält ca.:

400 kcal/1672 kJ	1 g Ballaststoffe
37 g Eiweiß	0,6 BE
21 g Fett	90 mg Cholesterin
8 g Kohlenhydrate	4 g mehrf. unges. FS

Zutaten für 2 Personen

2 Lachsfilets à 90 g

2 Dorschfilet à 90 g

1 TL Zitronensaft

Salz

Pfeffer aus der Mühle

1 kleines Bund Basilikum

1 EL Agavendicksaft

2 EL Körnersenf

1 EL Sesam

1 EL geriebener Emmentaler

1 EL Butter

Zubereitung

Die Fischfilets unter fließendem kalten Wasser abbrausen, trocken tupfen, mit Zitronensaft beträufeln und mit Salz und Pfeffer von beiden Seiten würzen. Ofen auf 200 °C vorheizen.

Für die Krustenmasse das Basilikum kalt abbrausen, trocken schütteln und fein hacken. Den Agavendicksaft mit Körnersenf, Sesam, Käse und fein gehacktem Basilikum verrühren.

Eine Pfanne erhitzen und in der heißen Pfanne die Butter schmelzen. Die Fischfilets 2 Minuten von jeder Seite anbraten.

Die Krustenmasse daraufstreichen und das Ganze im Ofen bei 200 °C etwa 8 bis 10 Minuten gratinieren lassen. Die Fischfilets aus dem Ofen nehmen und anrichten.

DORSCH

Dorsch nennt man den noch nicht laichreifen Kabeljau. Dorsch ist nicht nur eine Delikatesse, sondern auch „Medizin". Früher sprach man ihm aufgrund seines hohen Vitamingehaltes (Vitamin A und D) wundersame Heilkräfte zu.

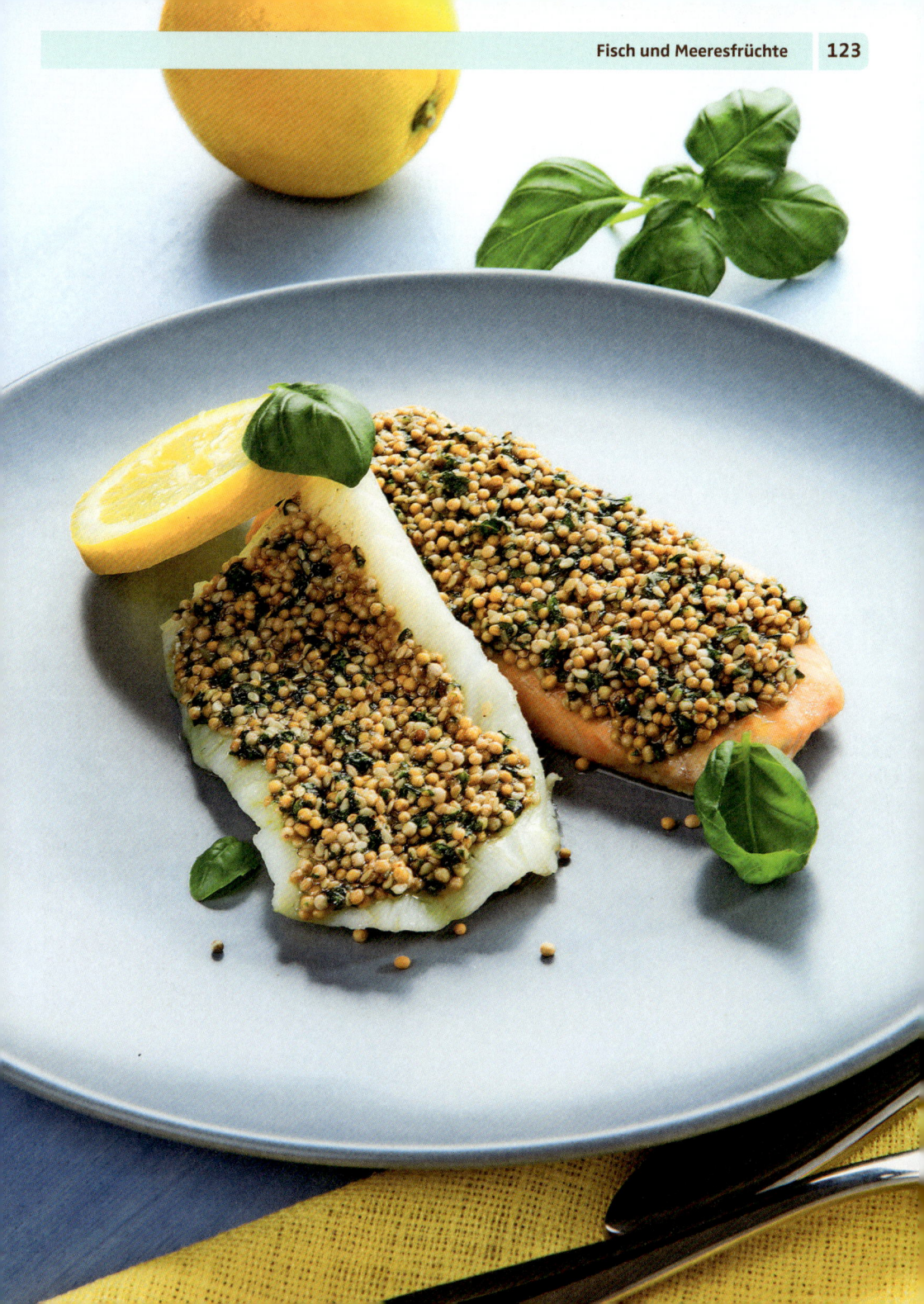

Forellenfilets mit Salbei-Gemüsesoße

Zubereitungszeit: 40 Minuten

Eine Portion enthält ca.:

483 kcal/2019 kJ	16 g Ballaststoffe
51 g Eiweiß	2,5 BE
14 g Fett	108 mg Cholesterin
29 g Kohlenhydrate	7 g mehrf. unges. FS

Zutaten für 2 Personen

400 g Gemüse (Karotten, Sellerie, Lauch, Zucchini)

250 ml Gemüsebrühe

1 Bund Schnittlauch

2 Zweige Salbei

1 Bio-Limette

2 Forellenfilets à 180 g

Salz

Pfeffer aus der Mühle

1 EL Distelöl

Zubereitung

Karotten und Sellerie putzen, waschen und schälen. Lauch und Zucchini waschen. Das Gemüse raspeln.

Gemüsebrühe erhitzen und die Gemüsestreifen darin bissfest garen. Den Schnittlauch kalt abbrausen, trocken schütteln und in Röllchen schneiden. Salbei waschen und die Blättchen abzupfen. Die Limette heiß abwaschen, abtrocknen und 4 Scheiben aus der Mitte schneiden. Aus der übrigen Limette den Saft auspressen.

Die Forellenfilets kalt abbrausen und mit Küchenkrepp trocken tupfen. Die Filets mit Salz und Pfeffer würzen. Distelöl in einer beschichteten Pfanne erhitzen und die Forellenfilets darin von beiden Seiten bei schwacher Hitze zart braten. Herausnehmen und auf Teller anrichten.

Zum Schluss die Gemüsestreifen abschütten und mit den Salbeiblättchen und den Limettensaft in die Bratpfanne geben. Mit Salz und Pfeffer abschmecken und über die Forellenfilets gießen.

Gemüsereis mit gebratenen Meeresfrüchten

Zubereitungszeit: 45 Minuten

Eine Portion enthält ca.:

468 kcal/1956 kJ	11 g Ballaststoffe
35 g Eiweiß	4,2 BE
11 g Fett	200 mg Cholesterin
50 g Kohlenhydrate	4 g mehrf. unges. FS

Zutaten für 2 Personen

1 rote Paprikaschote

1 grüne Paprikaschote

1 Zwiebel

1 TL Distelöl

90 g Reismischung (Naturreis, Wildreis, roter Naturreis)

Salz

1 mittelgroßer Brokkoli

500 ml Gemüsebrühe

1 EL Rapsöl

250 g Meeresfrüchte (Scampi, Lachs, Garnelen, Muscheln)

Pfeffer aus der Mühle

1 Knoblauchzehe

Zubereitung

Die Paprikaschoten putzen, entkernen, waschen und in kleine Würfel schneiden. Die Zwiebel abziehen und fein würfeln. In einem Topf das Distelöl erhitzen und die Zwiebelwürfel darin glasig dünsten. Paprikaschoten und die Reismischung zufügen, durchrühren und mit 400 ml Wasser auffüllen.

Salzen und etwa 20 Minuten köcheln lassen, bis die Flüssigkeit eingekocht ist. Dabei ab und zu umrühren und bei Bedarf etwas Wasser nachgießen.

Brokkoli waschen und in kleine Röschen teilen, den Strunk schälen und klein scheiden. Die Gemüsebrühe erhitzen und den Brokkoli darin bissfest garen.

Inzwischen das Rapsöl in einer Pfanne erhitzen. Die Meeresfrüchte kalt abbrausen, trocken tupfen und in das heiße Rapsöl geben. Mit Salz und Pfeffer würzen. Die Knoblauchzehe abziehen und durch eine Knoblauchpresse dazudrücken. Die Meeresfrüchte knusprig bei mittlerer Hitze braten.

Den Brokkoli zum Reis geben, mit Salz und Pfeffer abschmecken und mit den Meeresfrüchten anrichten.

FLEISCHGERICHTE

Schweinefilet mit Walnussfüllung

Zubereitungszeit: 30 Minuten

Eine Portion enthält ca.:

552 kcal/2307 kJ	3 g Ballaststoffe
41 g Eiweiß	0,8 BE
34 g Fett	119 mg Cholesterin
10 g Kohlenhydrate	7 g mehrf. unges. FS

Zutaten für 2 Personen

1 rote Zwiebel

60 g gehackte Walnüsse

1 EL Schmand

1 EL Dinkelsemmelbrösel

1 Eiweiß

1 EL gehackte Petersilie

350 g Schweinefilet

Salz

Pfeffer aus der Mühle

1 TL Rapsöl

350 ml Gemüsebrühe

Zubereitung

Die Zwiebel abziehen und in feine Streifen schneiden. Für die Füllung gehackte Walnüsse in eine Schüssel geben und mit Schmand, Dinkelsemmelbrösel und Eiweiß verrühren. Die Petersilie dazugeben, unterrühren und die Masse in einen Spritzbeutel (Lochtülle) füllen.

Das Schweinefilet kalt abbrausen, trocken tupfen und in der Mitte mit einem Messer einschneiden. Die Öffnung mit einem Kochlöffelstiel etwas weiten und dann die Füllung mit dem Spritzbeutel einfüllen. Das Schweinefilet rundherum mit Salz und Pfeffer würzen.

Das Rapsöl in einer Pfanne erhitzen und das Filet darin rundherum anbraten. Die Zwiebelstreifen dazugeben und mit anbraten. Mit Gemüsebrühe aufgießen und im vorgeheizten Ofen bei 180 °C etwa 15 bis 20 Minuten braten. Ab und zu wenden und mit dem Bratensaft übergießen.

Aus dem Ofen nehmen und den Bratensaft mit Salz und Pfeffer abschmecken. Das Schweinefilet in Scheiben schneiden, anrichten und mit dem Bratensaft umgießen.

WALNÜSSE

Walnüsse haben den höchsten Anteil an Omega-3- und Omega-6-Fettsäuren von allen Nüssen. Zudem enthalten sie größere Mengen an Vitamin B6 und Zink. Damit haben sie antioxidative Wirkung und beugen Nervosität und Konzentrationstiefs vor.

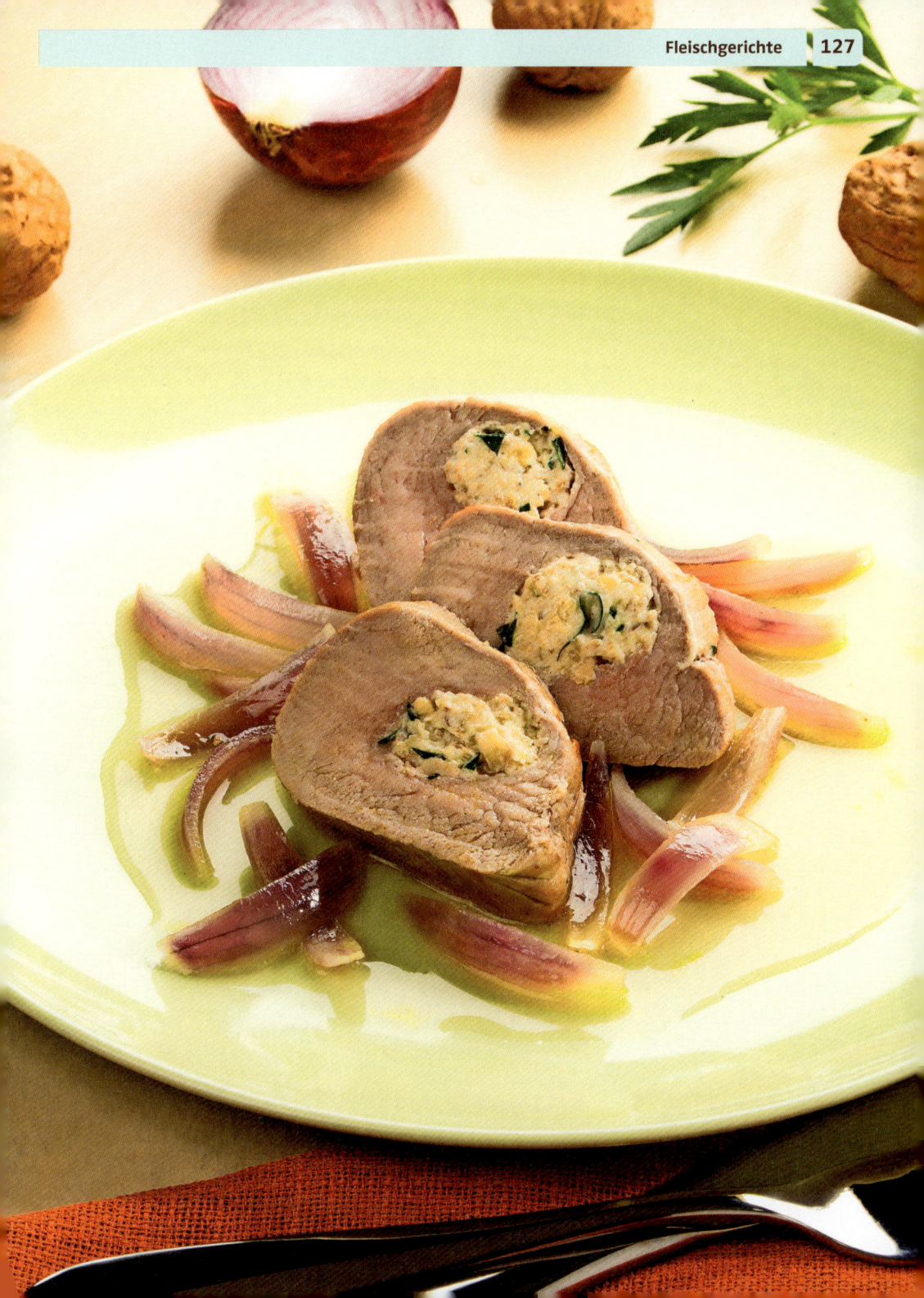

Auberginenspieße mit Kalbfleisch

Zubereitungszeit: 30 Minuten	

Eine Portion enthält ca.:

292 kcal/1221 kJ	2 g Ballaststoffe
34 g Eiweiß	0,4 BE
13 g Fett	116 mg Cholesterin
4 g Kohlenhydrate	1 g mehrf. unges. FS

Zutaten für 2 Personen

320 g Kalbfleisch (Rücken)

1 Aubergine

8 Kirschtomaten

Salz

Pfeffer aus der Mühle

1 TL Kokosöl

Zubereitung

Das Kalbfleisch kalt abbrausen, trocken tupfen und in Würfel (2 cm) schneiden. Die Aubergine putzen, waschen und ebenfalls in große Würfel schneiden.

Die Kirschtomaten waschen und die Stielansätze herausschneiden. Kalbfleisch, Tomaten und Auberginen abwechselnd auf Spieße stecken und rundherum mit Salz und Pfeffer würzen.

Eine Grillpfanne erhitzen und mit wenig Kokosöl bestreichen. Die Spieße darauf legen und rundherum braten, dabei ab und zu wenden.

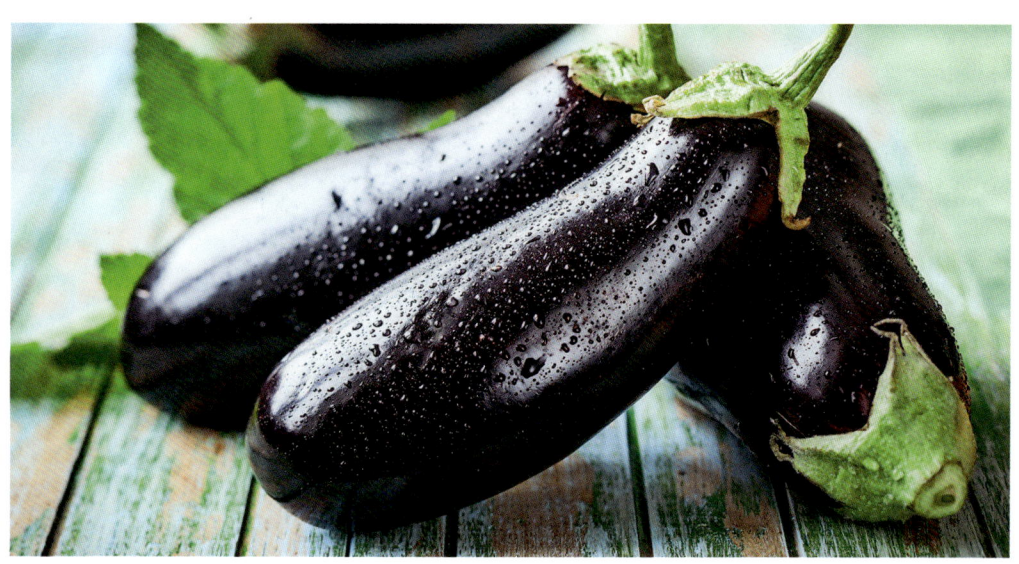

Würziges Rindfleisch-Saté

Zubereitungszeit: 30 Minuten

Eine Portion enthält ca.:

446 kcal/1864 kJ	5 g Ballaststoffe
41 g Eiweiß	1,8 BE
18 g Fett	96 mg Cholesterin
21 g Kohlenhydrate	4 g mehrf. unges. FS

Zutaten für 2 Personen

320 g Rinderfilet

2 EL Bio-Sojasoße (ohne Zusatzstoffe)

1 EL Sesamöl

¼ TL Currypulver

Pfeffer aus der Mühle

3 TL Sesamöl

1 Zwiebel

1 Fenchelknolle

1 Nelke

5 Knoblauchzehen

100 ml Kokosmilch

150 ml Geflügelbrühe

4 Holzspieße

2 cm Ingwerwurzel

Salz

4 EL Ketchup

1 TL Agavendicksaft

1 TL Weißweinessig

Chili aus der Mühle

Zubereitung

Das Rinderfilet kalt abbrausen, trocken tupfen und in Würfel schneiden. Aus Sojasoße, einem TL Sesamöl, Currypulver und Pfeffer eine Marinade rühren und die Filetwürfel darin wenden. Anschließend mit Frischhaltefolie abdecken und im Kühlschrank 10 Minuten marinieren lassen.

Für die Soße einen TL Sesamöl erhitzen. Die Zwiebel abziehen, Fenchel putzen, beides klein würfeln und im Sesamöl anbraten. Die Nelke dazugeben. 2 Knoblauchzehen abziehen und durch eine Knoblauchpresse dazudrücken. Mit der Kokosmilch und der Geflügelbrühe aufgießen und aufkochen lassen. Die Nelke entfernen, die Soße pürieren und abschmecken.

Die Holzspieße in kaltem Wasser einweichen. Den übrigen Knoblauch abziehen, Ingwer schälen und beides in Scheiben schneiden. Knoblauch, Ingwer und das vorbereitete Rinderfilet abwechselnd auf die Spieße stecken und salzen.

Einen TL Sesamöl in einer Pfanne erhitzen und die Spieße darin rundherum 10 Minuten oder je nach gewünschtem Gargrad braten. Aus Ketchup, Agavendicksaft, Weißweinessig und Chili einen Dip rühren. Die Soße auf Tellern verteilen, die Spieße daraufsetzen und mit dem Dip umgießen.

Flugente mit Zucchini-Paprikagemüse

Zubereitungszeit: 45 Minuten

Eine Portion enthält ca.:

687 kcal/2872 kJ	11 g Ballaststoffe
43 g Eiweiß	1,7 BE
43 g Fett	160 mg Cholesterin
21 g Kohlenhydrate	6 g mehrf. unges. FS

Zutaten für 2 Personen

1 Zucchini

1 rote Zwiebel

3 Paprikaschoten (rot, gelb, grün)

2 Lauchzwiebeln

400 g Flugentenbrust (ohne Knochen)

2 EL Rapsöl

Salz

Pfeffer aus der Mühle

1 Knoblauchzehe

1 cm Ingwer

1 EL heller Sesam

2 EL Bio-Sojasoße (ohne Zusatzstoffe)

wenig Chilipulver

INGWER

Ingwer spielt in der traditionellen chinesischen Medizin und der Naturheilkunde eine große Rolle. Er wird gegen Bakterien und Pilze eingesetzt, hat entzündungshemmende Effekte und senkt den Cholesterin- sowie den Blutzuckerspiegel.

Zubereitung

Zucchini putzen und raspeln. Die Zwiebel abziehen und in Streifen schneiden. Die Paprikaschoten putzen, entkernen, waschen und das Fruchtfleisch ebenfalls in Streifen schneiden.

Die Lauchzwiebeln putzen und in dünne Scheiben schneiden. Die Entenbrust kalt abbrausen, trocken tupfen und in dünne Streifen schneiden. Das Öl in einer beschichteten Pfanne erhitzen. Die Entenbrust mit Salz und Pfeffer würzen und rundherum anbraten, herausnehmen und warm stellen.

Den Knoblauch abziehen, Ingwer schälen, beides in dünne Streifen schneiden und in der Pfanne anrösten. Zucchini, Zwiebeln, Lauchzwiebeln und Paprikaschoten dazugeben und mitbraten. Entenbruststreifen wieder zufügen und unter Rühren rundherum gut 15 Minuten anbraten.

Sesam und Sojasoße dazugeben und das Ganze einige Minuten fertig garen. Zum Schluss mit Salz, Pfeffer und Chilipulver pikant abschmecken und anrichten.

Lamm-Gemüse-Eintopf

Zubereitungszeit: 45 Minuten

Eine Portion enthält ca.:

517 kcal/2161 kJ	16 g Ballaststoffe
34 g Eiweiß	4,0 BE
18 g Fett	86 mg Cholesterin
48 g Kohlenhydrate	21 g mehrf. unges. FS

Zutaten für 2 Personen

4 Karotten

250 g Rosenkohl

300 g Kartoffeln

Salz

Kümmel

360 g Lammfleisch (Schulter ohne Fett und Knochen)

1 TL Rapsöl

2 Zwiebeln

1 Knoblauchzehe

1 Rosmarinzweig

1 TL Majoran, getrocknet

2 Lorbeerblätter

4 Wacholderbeeren

6 Pfefferkörner

50 ml Gemüsebrühe

Pfeffer aus der Mühle

1 EL Schnittlauchröllchen

Zubereitung

Die Karotten schälen und in Scheiben schneiden. Rosenkohl putzen und halbieren. Kartoffeln schälen, zerteilen und in Salzwasser mit wenig Kümmel etwa 10 Minuten vorkochen.

Das Lammfleisch in daumengroße Stücke schneiden und in Rapsöl anbraten. Zwiebeln abziehen und in feine Würfel schneiden. Knoblauch abziehen und hacken. Beides dazugeben und mit anbraten. Mit Rosmarin, Majoran, Lorbeerblättern, Wacholder und Pfefferkörnern würzen.

Mit Gemüsebrühe aufgießen, aufkochen lassen, das vorbereitete Gemüse dazugeben und etwa 15 Minuten kochen lassen. Die vorgekochten Kartoffeln dazugeben und weitere 10 Minuten garen. Mit Salz und Pfeffer abschmecken und mit Schnittlauchröllchen bestreut servieren.

DESSERTS UND SÜSSES GEBÄCK

Kichererbsen-Pfannkuchen mit Beeren

Zubereitungszeit: 40 Minuten
Quellzeit: 40 Minuten

Eine Portion enthält ca.:

424 kcal/1772 kJ	7 g Ballaststoffe
14 g Eiweiß	3,5 BE
20 g Fett	71 mg Cholesterin
42 g Kohlenhydrate	3 g mehrf. unges. FS

Zutaten für 4 Personen

50 g Amaranth

1 Ei

3 EL Pinienhonig

100 ml Bio-Milch, 1,5 % Fett

60 g Kichererbsenmehl

6 TL Kokosöl

200 g Himbeeren

100 g Heidelbeeren

250 g Magerquark

2 EL Pinienkerne

4 Zweige frische Pfefferminze

Zubereitung

150 ml Wasser erhitzen, Amaranth zufügen, aufkochen lassen, Herd ausschalten und etwa 40 Minuten ausquellen lassen. Anschließend in ein Haarsieb schütten und abtropfen lassen. Inzwischen das Ei trennen und das Eiweiß mit einem TL kaltem Wasser steif schlagen.

Das Eigelb mit einem EL Pinienhonig verquirlen und die Milch unterrühren. Amaranth zufügen, das Kichererbsenmehl daraufsieben und alles zu einem glatten Teig verarbeiten. 2 TL Kokosöl rasch unter den Teig rühren, zum Schluss das geschlagene Eiweiß unterheben.

In einer Pfanne 4 TL Kokosöl erhitzen und nach und nach 4 kleine Pfannkuchen ausbacken und in einer Auflaufform warm stellen. Die Himbeeren und die Heidelbeeren waschen und trocken tupfen.

Den Quark mit 2 EL Pinienhonig süßen und glatt rühren. Die Früchte unter die Quarkmasse mengen und die Pfannkuchen damit füllen. Die Honigpfannkuchen auf Tellern anrichten und die Pinienkerne darüberstreuen. Mit frischer Minze garnieren.

Cashew-Creme
mit Erdbeerpüree

Zubereitungszeit: 25 Minuten
Kühlzeit: 3 bis 4 Stunden

Eine Portion enthält ca.:

208 kcal/869 kJ	3 g Ballaststoffe
4 g Eiweiß	2,2 BE
9 g Fett	0 mg Cholesterin
27 g Kohlenhydrate	1 g mehrf. unges. FS

Zutaten für 4 Personen

1 Vanilleschote

80 g Cashewmus

60 g Agavendicksaft

280 ml Wasser

1–2 g Agar-Agar

200 g Erdbeeren

30 g Agavendicksaft für das Erdbeerpüree

Zubereitung

Die Vanilleschote der Länge nach halbieren, mit einem Messer das Mark herauskratzen und mit dem Cashewmus und dem Agavendicksaft in einen Mixbecher geben. Wasser und Agar-Agar zufügen und verquirlen.

Die Mischung in einen Topf geben und kurz aufkochen lassen. Anschließend in Schälchen abfüllen und im Kühlschrank etwa 3 bis 4 Stunden stocken lassen.

Die Erdbeeren putzen und mit dem Agavendicksaft in einem Mixbecher pürieren.

Die Cashewcreme aus dem Kühlschrank nehmen und die Erdbeersoße darauf verteilen.

AGAR-AGAR STATT GELATINE

Agar-Agar ist eine rein pflanzliche Alternative zu Gelatine. Es wird aus Rotalgen gewonnen und ist im Reformhaus oder Bioladen als ein farbloses, geschmacksneutrales und kalorienarmes Pulver oder als Fäden geschnitten erhältlich.

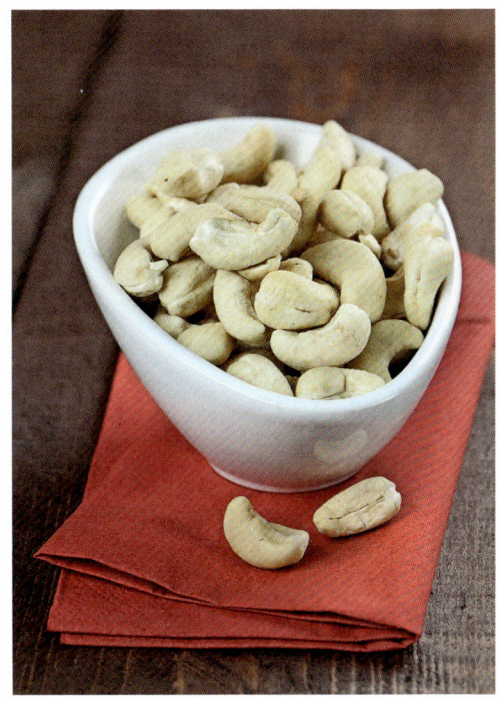

Dickmilchcreme mit Himbeeren

Zubereitungszeit: 30 Minuten
Kühlzeit: 3 bis 4 Stunden

Eine Portion enthält ca.:

143 kcal/598 kJ	4 g Ballaststoffe
7 g Eiweiß	1,6 BE
3 g Fett	12 mg Cholesterin
19 g Kohlenhydrate	0 g mehrf. unges. FS

Zutaten für 2 Personen

2–3 g Agar-Agar

125 ml Buttermilch

150 g Dickmilch

1 EL Agavendicksaft

1 Eiweiß

1 Msp. Salz

100 g Himbeeren

1 TL Staubzucker

Minze zum Garnieren

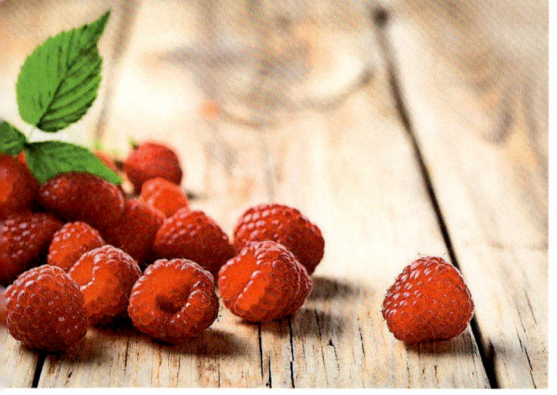

Zubereitung

Agar-Agar mit 4 EL kaltem Wasser verrühren und nach Packungsanleitung erwärmen. In eine Schüssel geben und die Dickmilch, den Agavendicksaft und die übrige Buttermilch darunterrühren und die Masse im kalten Wasserbad unter ständigem Rühren abkühlen lassen.

Das Eiweiß mit einer Prise Salz sehr steif schlagen und unter die Creme ziehen, wenn diese leicht zu stocken beginnt. In kalt ausgespülte Förmchen füllen und im Kühlschrank 3 bis 4 Stunden erkalten lassen.

Die Himbeeren waschen, verlesen und mit Küchenkrepp trocknen. Die Dickmilchcreme aus den Förmchen stürzen und auf Dessertteller setzen. Mit den Himbeeren umlegen, leicht mit Staubzucker bestäuben und mit Minze garnieren.

Avocado-Schokocreme mit Zimt

Zubereitungszeit: 30 Minuten

Eine Portion enthält ca.:

560 kcal/2341 kJ	6 g Ballaststoffe
6 g Eiweiß	2,7 BE
43 g Fett	0 mg Cholesterin
32 g Kohlenhydrate	4 g mehrf. unges. FS

Zutaten für 4 Personen

3 reife Avocados

3 EL Kakaopulver

6 EL Sojamilch

5 EL Ahornsirup

6 EL kaltes Wasser

1 TL Zimt

Zubereitung

Die Avocados schälen und vom Kern befreien, mit den übrigen Zutaten in einen Mixbecher geben und gut durchmixen. Die Creme in einen Spritzbeutel mit großer Sterntülle füllen und in vier kleine Schälchen verteilen.

Sommerbeeren auf Limettencreme

Zubereitungszeit: 15 Minuten

Eine Portion enthält ca.:

597 kcal/2495 kJ	9 g Ballaststoffe
5 g Eiweiß	3,5 BE
43 g Fett	0 mg Cholesterin
42 g Kohlenhydrate	5 g mehrf. unges. FS

Zutaten für 4 Personen

3 reife Avocados

30 ml Limettensaft

90 g Agavendicksaft

100 g Heidelbeeren

100 g Himbeeren

100 g Brombeeren

200 g Erdbeeren

1 EL Ahornsirup

Zubereitung

Die Avocados schälen, vom Kern befreien und das Fruchtfleisch in einen Mixbecher geben. Limettensaft und Agavendicksaft dazugeben und pürieren. Anschließend die Limettencreme in hohe Gläser füllen. Die Sommerbeeren waschen, putzen und trocken tupfen. Die Erdbeeren vierteln. Die Beeren mit etwas Ahornsirup süßen und über der Limettencreme in die Gläser verteilen.

Erdbeer-Himbeer-Kuchen ohne Backen

Zubereitungszeit: 30 Minuten
Kühlzeit: 80 Minuten

Eine Portion enthält ca.:

489 kcal/2044 kJ	6 g Ballaststoffe
8 g Eiweiß	2,8 BE
33 g Fett	0 mg Cholesterin
34 g Kohlenhydrate	2 g mehrf. unges. FS

Zutaten für 6 Stück

80 g Hirse-Flakes

1 Vanilleschote

40 g Kakaobutter

20 g Agavendicksaft

10 TL Cashewmus

250 g Erdbeeren

60 g Ahornsirup

60 g Kakaobutter

300 g Himbeeren

Zubereitung

Die Hirse-Flakes in eine Tüte füllen und zerbröseln. Die Vanilleschote der Länge nach halbieren und mit einem Messer das Mark herauskratzen. Anschließend mit den Bröseln in eine Schüssel geben. Die Kakaobutter (40 g) über dem Wasserbad schmelzen und über die Brösel gießen. Das Cashewmus und den Agavendicksaft unterrühren und die Masse in einer Backform (Durchmesser 20 cm) flach drücken. 20 Minuten in den Tiefkühlschrank stellen.

Inzwischen die Erdbeeren waschen, putzen und mit dem Cashewmus und dem Ahornsirup pürieren. Die Kakaobutter (60 g) über Wasserbad schmelzen und rasch unter die Erdbeermasse rühren. Dann auf den angefrorenen Boden verteilen und etwa eine Stunde gefrieren lassen. Den Kuchen aus dem Tiefkühlschrank nehmen. Die Himbeeren waschen, trocken tupfen und darauf verteilen.

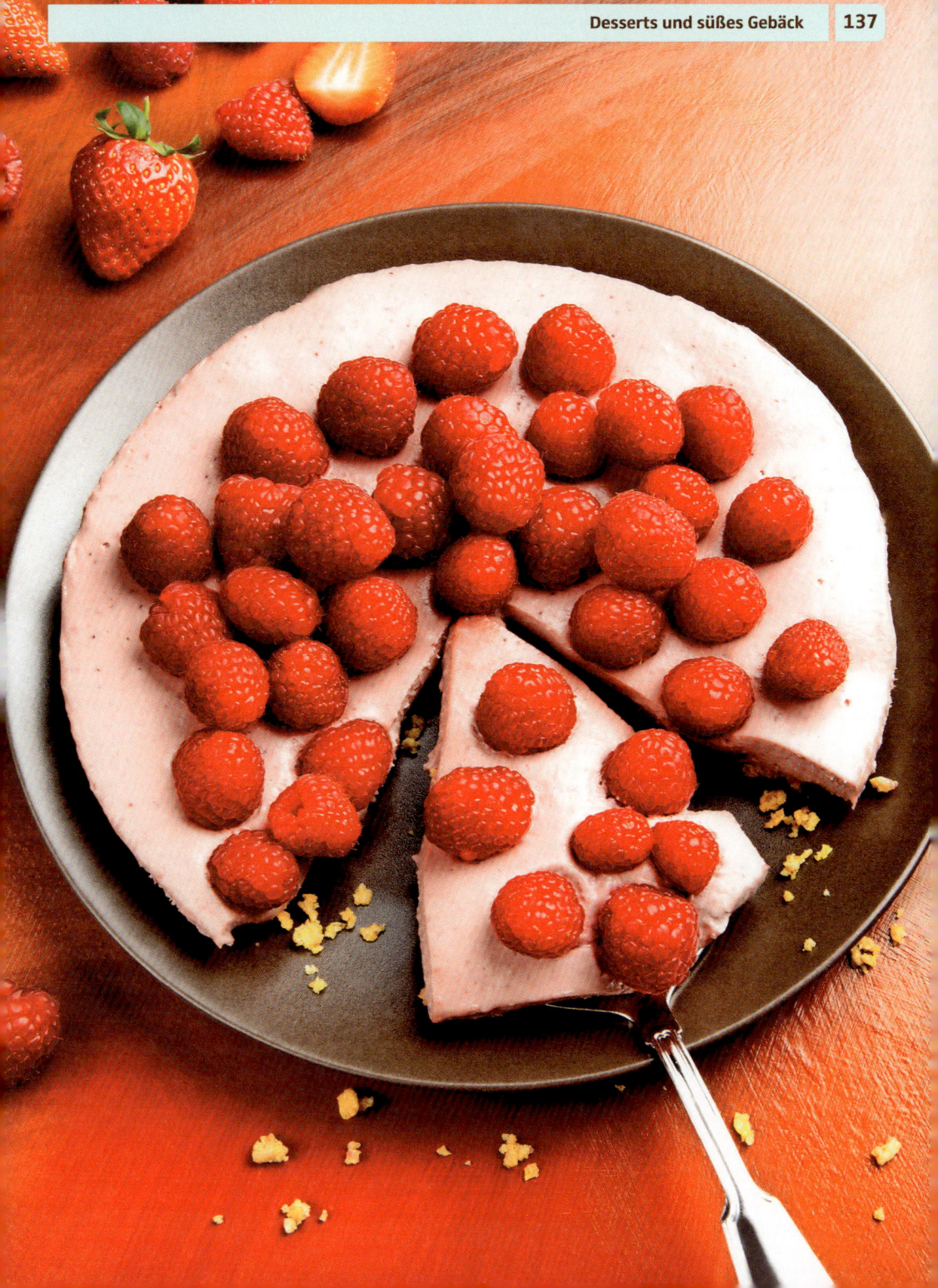

Kokos-Apfel-Kekse

Zubereitungszeit: 45 Minuten
Backzeit: 20 bis 25 Minuten je Blech

Eine Portion enthält ca.:

147 kcal/614 kJ	2 g Ballaststoffe
3 g Eiweiß	1,2 BE
8 g Fett	33 mg Cholesterin
14 g Kohlenhydrate	1 g mehrf. unges. FS

**Zutaten für 2 Bleche
(etwa 18 Portionen)**

500 g Äpfel

100 g Teffmehl

50 g Dinkelvollkornmehl

40 g kernige Haferflocken

60 g Kokosflocken

1 TL Backpulver

¼ TL Zimt, gemahlen

1 Prise Nelkenpulver

3 Eier

100 ml Kokosöl

60 g Agavendicksaft

1 Schale einer Bio-Zitrone

2 EL Zitronensaft

4 EL Orangensaft

50 g Rosinen

Zubereitung

Die Äpfel waschen, entkernen und mit der Schale grob raspeln. Mehl, Haferflocken und Kokosflocken mit dem Backpulver und den Gewürzen vermischen. Den Backofen auf 200 °C Ober- und Unterhitze vorheizen.

Eier mit Kokosöl, Zucker, Zitronenschale, Zitronen- und Orangensaft schaumig schlagen. Die Mehlmischung, Äpfel und Rosinen mit der Eiercreme verrühren. Ein Backblech mit Backpapier auslegen und löffelweise den Teig darauf geben.

Die Plätzchen auf der mittleren Einschubleiste etwa 20 bis 25 Minuten knusprig backen. Herausnehmen und abkühlen lassen.

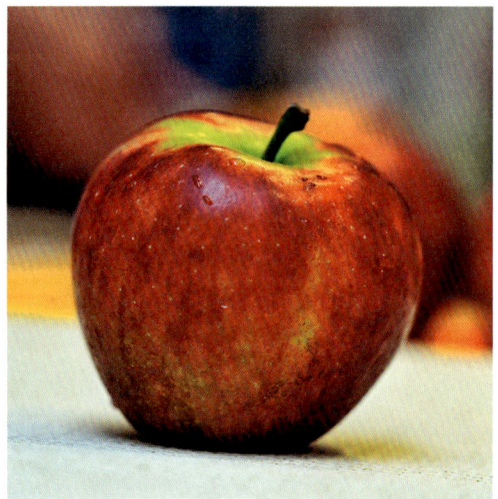

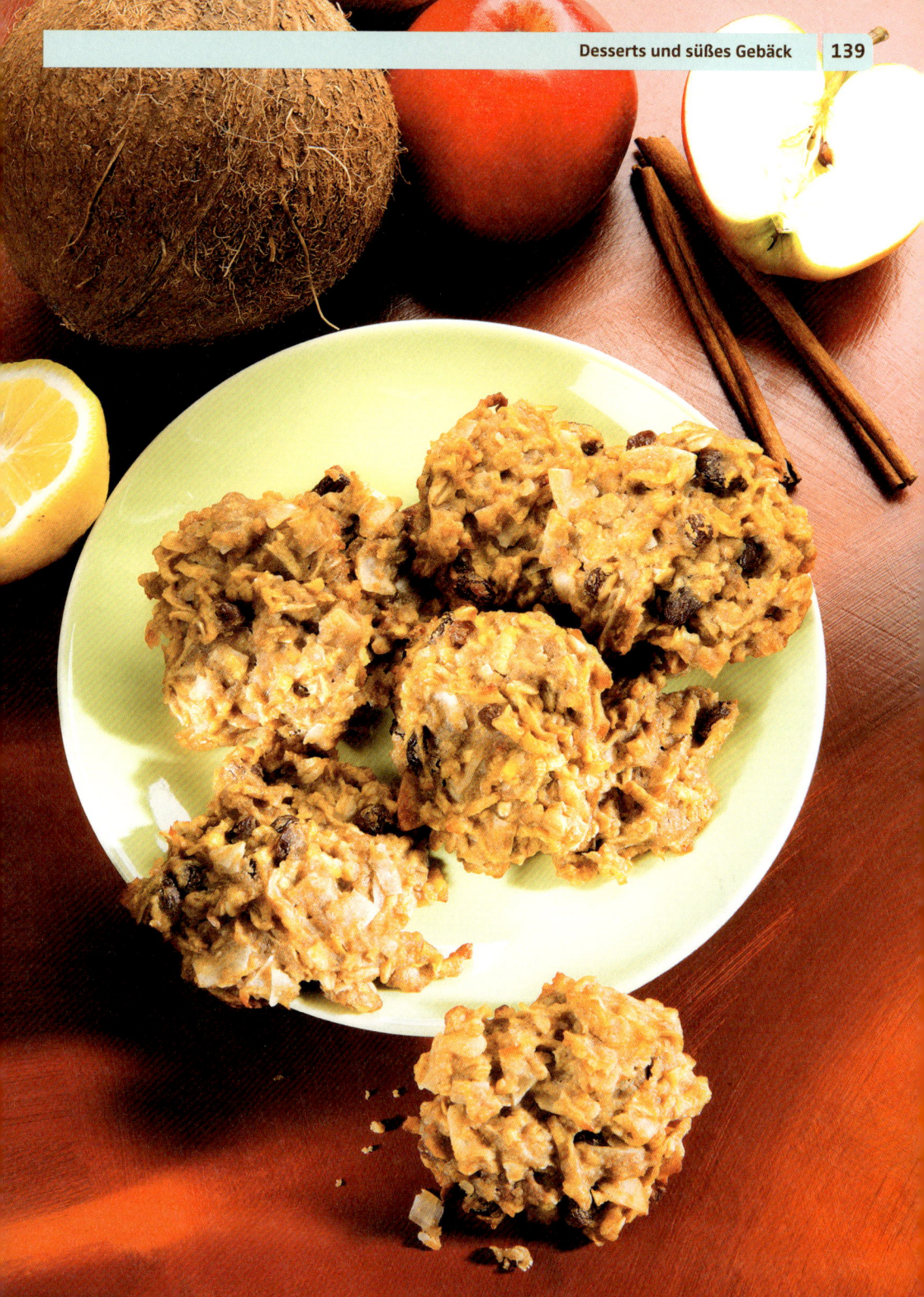

Cashewkern-Bällchen

Zubereitungszeit: 30 Minuten
Kühlzeit: 30 Minuten

Ein Bällchen enthält ca.:

204 kcal/853 kJ	1 g Ballaststoffe
3 g Eiweiß	1,0 BE
15 g Fett	10 mg Cholesterin
12 g Kohlenhydrate	1 g mehrf. unges. FS

Zutaten für 24 Bällchen

400 g weiße Schokolade

10 EL Kokosöl

150 ml Sahne

180 g Kokosraspeln

24 Cashewkerne

100 g Sesam

Zubereitung

Die weiße Schokolade und das Kokosöl in einen Topf geben und bei geringer Hitzezufuhr schmelzen lassen. Die Sahne dazugeben und bei schwacher Hitzezufuhr leicht köcheln lassen.

Die Kokosraspeln dazugeben und unterrühren. Das Ganze abkühlen lassen und eine halbe Stunde in den Tiefkühlschrank stellen. 24 Bällchen formen und jeweils einen Cashewkern in die Mitte geben. Die Bällchen in Sesam wälzen.

CASHEWKERNE

Cashew-Kerne sind wie alle Nüsse reich an Omega-3-Fettsäuren, Magnesium und B-Vitaminen. Sie sind daher eine prima Nervennahrung und steigern die Konzentration und Leistungsfähigkeit.

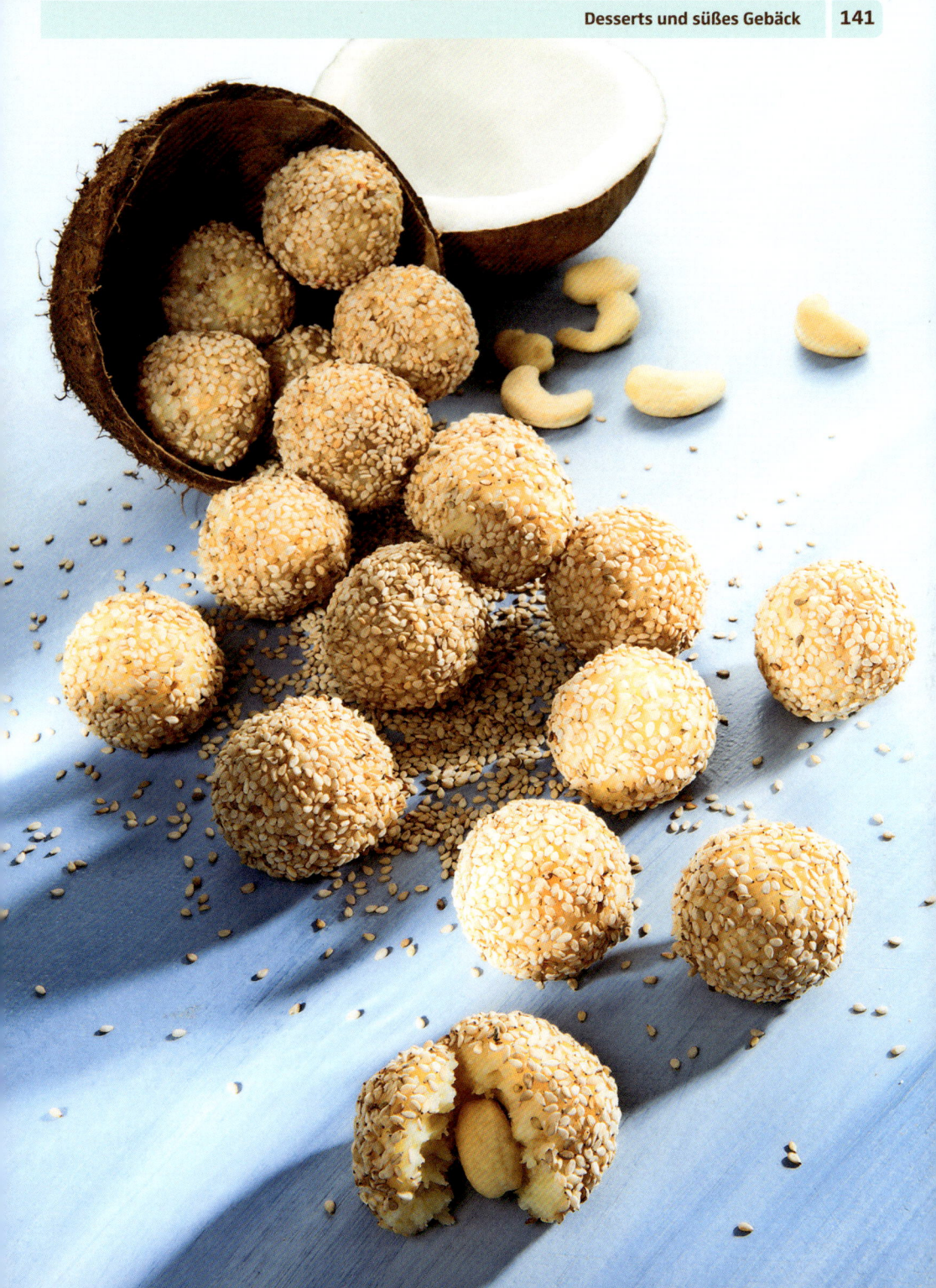

ANHANG

Wichtige Adressen

Aktion Demenz e. V.
Karl-Glöckner-Str. 21 E
35394 Gießen
Tel.: 0641 9923206
www.aktion-demenz.de

Demenz Support Stuttgart gGmbH
Hölderlinstraße 4
70174 Stuttgart
Tel.: 0711 99787-10
www.demenz-support.de

Deutsche Seniorenliga e. V.
Heilsbachstraße 32
53123 Bonn
Tel.: 0228 367930
www.deutsche-seniorenliga.de
Die Seniorenliga bietet gute Informationen zu Medikamenten und ergänzenden Therapien vor allem bei Alzheimer-Demenz.

Freunde alter Menschen e. V.
Tieckstraße 9
10115 Berlin
Tel.: 030 13895790
www.famev.de

Unter www.alzheimerwgs.de bietet der Verein Informationen zu Demenz-Wohngemeinschaften an.

Deutsche Alzheimer Gesellschaft e. V.
Friedrichstraße 236
10969 Berlin
Tel.: 030 25937950
www.deutsche-alzheimer.de
Sie finden hier Informationen rund um das Thema Demenz, hilfreiche Tipps und Adressen.

Deutsche Parkinson Vereinigung e. V.
Moselstraße 31
41464 Neuss
Tel.: 02131 41016
www.parkinson-vereinigung.de
Zusammenschluss von Personen, die sich als Betroffene, Partner, Angehörige, Arbeitskollegen und Personen aus den Heilberufen mit Parkinson auseinandersetzen.

Alzheimer Angehörigen-Initiative e. V.
Reinickendorfer Straße 61
13347 Berlin
Tel.: 030 47378995
www.alzheimerforum.de
Hier werden allgemeine Informationen zum Thema Demenz bereitgestellt und persönliche Beratung sowie die Teilnahme an Internet-Diskussionsgruppen ermöglicht.

Rezeptregister

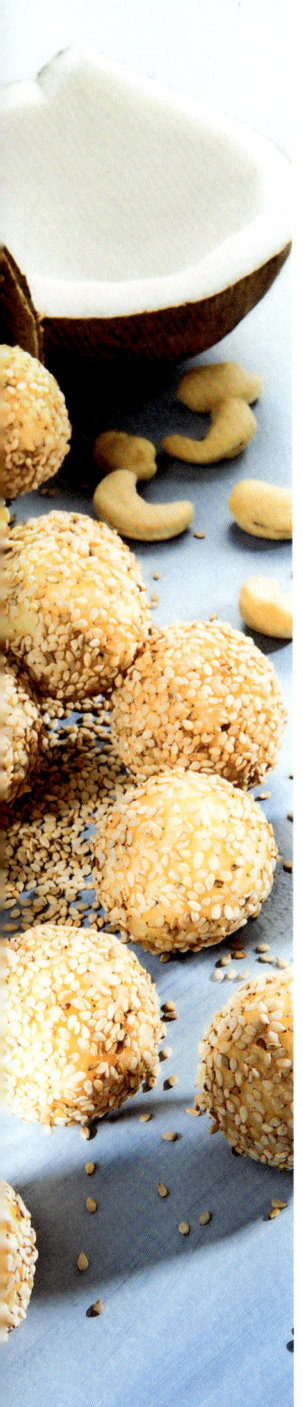

Bibliografische Information der Deutschen Nationalbibliothek
Die Deutsche Nationalbibliothek verzeichnet diese Publikation in der deutschen Nationalbibliografie; detaillierte bibliografische Daten sind im Internet über http://dnb.ddb.de/ abrufbar.

ISBN 978-3-89993-937-8 (Print)
ISBN 978-3-8426-8792-9 (EPUB)
ISBN 978-3-8426-8793-6 (PDF)

Fotos:
Titelfoto: Westend61 – gettyimages.com
123rf.com: Olga Kriger: 102; ErickN: 118; Jacek Fulawka: 134
iStockphoto.com: FotografiaBasica: 92; Daniel Gilbey: 100;
Fotolia.com: Diana Taliun: 1; Ocskay Mark: 6/7; Sebastian Kaulitzki 10; Terriana: 12; Gerhard Seybert: 39; kittyfix95: 48; pinkomelet: 98; Agentur Kröger: 107; Eva Gruendemann: 114; karepa: 115; sarsmis: 128; Corinna Gissemann: 133; Alkimson: 138
Ingo Wandmacher: 2/3, 4/5, 26/27, 90/91, 93, 95, 101, 109, 113, 117, 123, 127, 137, 139, 141, 144
Schlütersche: 80

© 2016 Schlütersche Verlagsgesellschaft mbH & Co. KG
Hans-Böckler-Allee 7, 30173 Hannover
www.schluetersche.de

Lektorat: Linda Strehl, München
Layout: Groothuis, Lohfert, Consorten, Hamburg
Covergestaltung: Kerker + Baum Büro für Gestaltung, Hannover
Satz: Die Feder, Konzeption vor dem Druck GmbH, Wetzlar
Druck und Bindung: Grafisches Centrum Cuno GmbH & Co. KG, Calbe